家庭医生轻图解丛书

甲状腺疾病

轻图解

能够帮助身心快速恢复

伊藤医院院长
[日] 伊藤公一 主编

芮一峰 杉本一男 译

SPM 南方出版传媒

广东科技出版社 | 全国优秀出版社

·广州·

图书在版编目（CIP）数据

甲状腺疾病轻图解/（日）伊藤公一主编；芮一峰，杉本一男译．—广州：广东科技出版社，2017.2（2018.2重印）
（家庭医生轻图解丛书）
ISBN 978-7-5359-6503-5

Ⅰ．①甲…　Ⅱ．①伊…②芮…③杉…　Ⅲ．①甲状腺疾病—防治—图解　Ⅳ．①R581-64

中国版本图书馆CIP数据核字（2016）第066631号

Suupaa Zukai Koujyosen No Byouki
© Originally published in Japan in 2009 by HOUKEN Co.,Ltd.
Chinese translation rights arranged with Asakura Publishing Co.,Ltd.
through TOHAN CORPORATION, TOKYO.

广东省版权局著作权合同登记
图字：19-2015-066

甲状腺疾病轻图解
JIAZHUANGXIAN JIBING QINGTUJIE

责任编辑：李莎　黎青青
责任校对：吴丽霞
责任印制：林记松
出版发行：广东科技出版社
　　　　　（广州市环市东路水荫路11号　邮政编码：510075）
http：//www.gdstp.com.cn
E-mail：gdkjyxb@gdstp.com.cn（营销中心）
E-mail：gdkjzbb@gdstp.com.cn（总编办）
经　销：广东新华发行集团股份有限公司
排　版：广州市友间文化传播有限公司
印　刷：广州市至元印刷有限公司
　　　　　（广州市番禺区南村镇生态园4号楼　邮政编码：511442）
规　格：889mm×1 194mm　1/32　印张5.5　字数140千
版　次：2017年2月第1版
　　　　　2018年2月第2次印刷
定　价：33.00元

如发现因印装质量问题影响阅读，请与承印厂联系调换。

前言

克服甲状腺疾病

提起甲状腺疾病，大家一定会觉得其患者数量少于糖尿病、高血压病等这些病的患病人数，但是实际推测日本大约有 500 万患者，并不是特殊疾病。

甲状腺疾病的症状"丰富多彩"，有"烦躁、心烦意乱""心悸、呼吸困难""咽干口渴""潮热""心情低落""身体浮肿"等，根据症状表现的不同，被诊断为其他疾病的情况不在少数，而且还有各种误解，有些甚至误认为甲状腺疾病是一生无法治愈的疾病之一。

本书主要让大家了解甲状腺是什么样的官器、有什么作用，甲状腺疾病的原因是什么，如何进行诊断和检查，如何治疗，日常生活中需要注意的内容等，并且通过理解这些内容可以找到治疗甲状腺疾病的正确方法和信心。

甲状腺疾病分为三大类：代表性疾病甲状腺功能亢进症的巴塞多氏病、甲状腺功能低下的桥本氏病、甲状腺肿瘤。这些疾病中大约一半是可以治疗后病情稳定的（或者是几乎治愈）。不过，治疗的过程大多时间很长，再加上对疾病的误解，悲观的患者为数不少。

但是，如果可以正确地理解疾病，就可以去掉不必要的不安，也就没有必要放弃治疗。此外，近几年甲状腺疾病诊疗技术的研究有阶段性的进步，因此，患者不会遗漏自己的疾病，积极面对疾病，选择适合的医院，最重要的是主动接受专科医生的治疗。

希望本书可以帮助被甲状腺疾病困扰、痛苦的患者及家属。

伊藤医院院长　**伊藤公一**

目　录

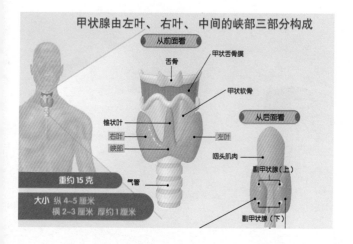

甲状腺由左叶、右叶、中间的峡部三部分构成

从前面看

舌骨

甲状舌骨膜

甲状软骨

锥状叶

右叶

峡部

左叶

从后面看

咽头肌肉

副甲状腺（上）

重约 15 克

气管

副甲状腺（下）

大小　纵 4~5 厘米
横 2~3 厘米　厚约 1 厘米

第2章

诊断疾病的实际检查

甲状腺疾病诊断时各种各样的检查　20

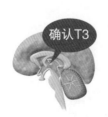

确认T3

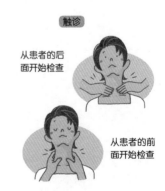

触诊

从患者的后面开始检查

从患者的前面开始检查

问诊

从各种各样的问题寻找疾病的着手点

—— 医生会问的问题 ——

- 有什么样的症状?
- 什么时候开始有这样的症状?
- 这样的症状加重了吗?
- 父母、亲属有患甲状腺疾病的人吗?
- 目前为止患过的主要疾病?
- 目前为止患过甲状腺疾病?
- 有没有药物的副作用?

触诊

通过用手触摸,检查甲状腺的状态

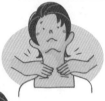

从患者的后面开始检查

从患者的前面开始检查

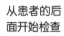

怎么了?

喝水后,嗓子有异物感,好像还有点肿胀

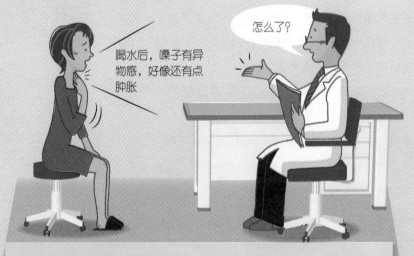

问诊和触诊的目的是把握疾病的基本信息,进行正确的诊断

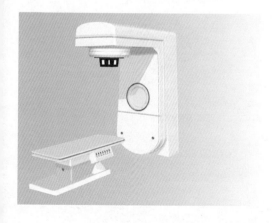

发热

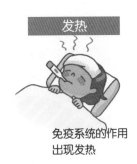

颈部、咽喉疼痛

甲状腺肿胀造成的压痛（压迫时产生疼痛）

免疫系统的作用出现发热

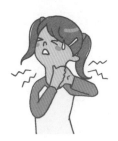

急性化脓性甲状腺炎是感染细菌后引起的炎症
细菌从咽部梨状窝凹处进入甲状腺，感染后引起炎症

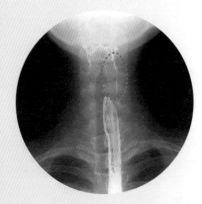

咽部梨状窝的造影图像
图中细长的部分是咽部梨状窝，通向甲状腺

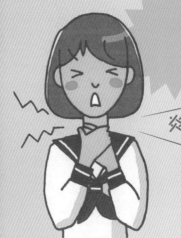

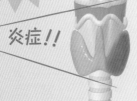

炎症!!

第 5 章

甲状腺肿瘤疾病

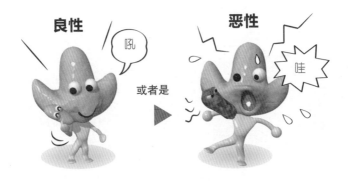

结语

如何迎接生活才最好

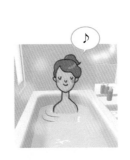

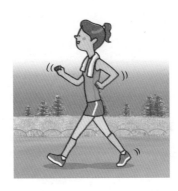

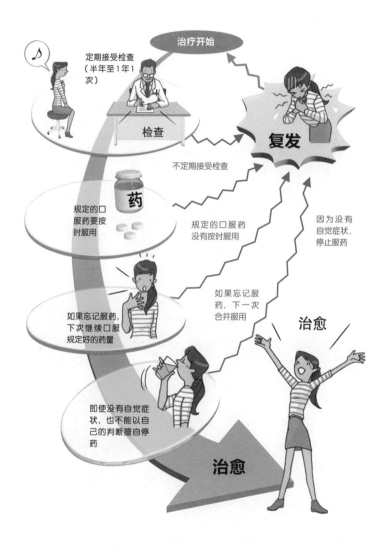

了解甲状腺的作用

"甲状腺"这个词大家一定听过,但是在什么位置、有什么作用,也许知道的人很少。首先要来了解有关甲状腺的基础知识。

正确理解甲状腺疾病

是否有过这样的误解

　　"甲状腺"这个词语应该经常听到，可是知道其构造、作用的人是不是非常少呢？实际上不是很清楚的患者占多数，根据日本厚生劳动省的调研，患某种甲状腺疾患的人数在日本全国大约有500万人。

　　甲状腺疾病，归到"生活习惯病"一点不过分。根据报告显示，如果涵盖还没有接受诊察的人和没有正确诊断的人，日本人中每10人就有1人患甲状腺的某种疾患，所以甲状腺疾病绝对不是罕见的疾病。

　　还有，甲状腺的疾病大多会急剧加重，但并不会危及生命，如果认真治疗是可以治愈的。与血糖、血压相比较，甲状腺功能相对容易控制，需要住院的患者仅占10％，其余90％患者只要认真坚持服用药物和门诊治疗也会有一半的患者症状得到良好控制。

　　如果被诊断为甲状腺疾病后，在紧张恐惧之前，了解有关疾病的正确知识，可以消除内心的不安。为了了解甲状腺及其疾病有关的正确知识，请先回答下面的问题。

● 下面的问题,请用O和X回答

☐ *1* 如果患甲状腺疾病,就一生不能治愈

☐ *2* 甲状腺疾病的患病人数很少,是罕见疾病

☐ *3* 甲状腺疾病会遗传子女

☐ *4* 患甲状腺疾病的人不能妊娠、分娩

☐ *5* 患甲状腺疾病后,眼球会突出

☐ *6* 治疗需要严格限制

☐ *7* 必须一生持续口服药物

☐ *8* 如果患病,必须第一时间静养

☐ *9* 吃含碘多的海藻类,可以预防甲状腺疾病

☐ *10* 甲状腺手术后发声会困难

※ 答案在第 5 页

3

甲状腺疾病容易误解的原因

上述所有问题的正确答案都是"X"。前页只是列举了对甲状腺疾病误解的代表性例子，其实还有其他更多的误解。

为什么会出现这样的误解呢？

人们从17世纪开始就已经知道了甲状腺的存在，大约在20世纪的时候了解甲状腺有分泌激素的功能。甲状腺疾病的症状有很多，而且这些症状和其他疾病很相似，这就造成大家对疾病难以理解。

例如，如果听到甲状腺疾病之一是"巴塞多氏病"（40页），也许有很多人最先想到的是"眼球突出"的症状特点。但实际这种症状并不多见，与发病前相比，眼球突出的症状明显的占20%~30%。

还有，对于甲状腺疾病患者能否妊娠、分娩，如果认真治疗是没有一点问题的，不需要担心一定会遗传到孩子。所以，别因为此病放弃生儿育女，和医生好好相谈，控制好病情，就可以和正常人一样有一个漂亮的宝宝。（134页）

比任何都重要的是，了解甲状腺疾病的正确知识——首先从甲状腺的基础知识开始。

1	甲状腺疾病不是不治之病	治疗虽然需要一定的时间，但专心治疗是可以治好的	2 页
2	如果说是"国民病"一点也不过分	在日本患者大约有 500 万人，绝对不是罕见的疾病	2 页
3	因为基因原因引起的发病较少	原因并不是只有基因	86 页
4	妊娠、分娩都不用担心	如果认真治疗，不会有任何障碍	134 页
5	有眼睛症状的人占 20%~30%	虽有特殊症状，实际上发病占少数	52 页
6	饮食没有特别的限制	没有特别限制，有关碘的摄取，不用特别紧张在意	138 页
7	甲状腺功能如果恢复正常，也可以不用持续口服药物		48 页
8	恢复健康需要适当的运动	不过甲状腺功能亢进的时候，最好不要勉强运动	142 页
9	碘如果摄取过多，甲状腺功能会迟钝		140 页
10	医生进行甲状腺手术都会小心翼翼，所以没必要担心		56 页、122 页

甲状腺是最大的内分泌腺

大家都知道甲状腺在嗓子周边，但是了解其正确的位置、形状、作用的人也许不多。

可以参阅右页的图片。

像蝴蝶翅膀展开一样形状的甲状腺，在甲状腺软骨下面，包围器官的地方。把手指放在咽喉处并发出声音的时候，手指感觉震动的地方是喉结，下面就是甲状腺。

甲状腺分为左叶、右叶和中间的峡部。健康成人的甲状腺，单侧的大小是纵4~5厘米，横2~3厘米，厚约1厘米，重约15克。也许感觉很小，但是作为内分泌腺来说它是人体最大的器官。

内分泌是指分泌保持身体正常作用必要的激素的功能，甲状腺也是承担此重大作用的器官之一，分泌甲状腺激素（10页）。

正常的甲状腺很软，有肌肉覆盖，因此，即使触摸皮肤，也几乎不知道它的位置。但是，甲状腺功能亢进或低下（10页）等原因引起甲状腺肿大后，用手可以触摸到，这对疾病的发现与诊断有一定的帮助。

确认甲状腺的位置

甲状腺由左叶、右叶、中间的峡部三部分构成

从前面看

- 舌骨
- 甲状舌骨膜
- 甲状软骨
- 锥状叶
- 右叶
- 峡部
- 左叶
- 气管

重约 15 克

大小 **纵 4~5 厘米**
横 2~3 厘米 厚约 1 厘米

从后面看

- 咽头肌肉
- 副甲状腺（上）
- 副甲状腺（下）
- 左叶
- 右叶
- 食管

横截面

前面

- 颈静脉
- 颈动脉
- 甲状腺峡部
- 左叶
- 右叶
- 胸锁乳突肌
- 颈椎

后面

健康的人，即使触摸喉结下附近皮肤，也不知道甲状腺的位置。如果触摸到肿胀需要注意。

甲状腺激素生成的场所

激素不可以像维生素一样直接从食物中摄取，通常是身体内部产生的，但其原始成分是从食物中摄取的。

不知道有没有听过"碘"这个词?

碘是昆布、海带等海藻类食物特别含有的成分，甲状腺以碘为原材料生成甲状腺激素。

接下来看一看甲状腺的构造。

甲状腺由蛋白质细胞聚积而成，这些一个个集合体称为"滤泡"——球状中腔构造的组织，这个中腔部分称"滤泡腔"。这些形成滤泡的滤泡细胞，从周围毛细血管中吸取碘，生成甲状腺激素。甲状腺激素再次在血液中被分泌，不能立刻使用的部分储藏在滤泡中。储藏的量大约相当于1日必要量的2个月的用量。

生成甲状腺激素需要的碘量为每日0.2~0.3毫克。在内陆居住的人中，碘缺失引起的甲状腺疾病很多。而周围环海的日本，平时的饮食以日本料理为主，几乎不用担心碘摄取不足。反而，因为认为碘很重要而过多摄取后，甲状腺的功能则可能追赶不上，需要特别的注意。

甲状腺激素生成的场所——滤泡

生成甲状腺激素的原料是碘，昆布、海带等海藻类中含有大量的碘

碘
摄取

滤泡

甲状腺是由滤泡细胞积聚而形成

甲状腺

滤泡的横截面

毛细血管

滤泡

间质

甲状腺
激素诞生

从周围的毛细血管向滤泡内摄取碘，生成甲状腺激素

生成的甲状腺激素再次在血液中分泌，没有被使用的部分储藏在滤泡中

1日必需量是
0.2~0.3毫克

注意

如碘摄取过多会引起甲状腺功能障碍，因此要注意。

甲状腺激素的作用是什么

甲状腺激素激活新陈代谢，可以称之为"健康之源"，承担重要的作用。新陈代谢是指不需要的旧物质一个接一个地被替换。可以说，新陈代谢维持着我们健康的生命活动。此外，甲状腺激素与细胞、组织的发育有关系，特别是孩子成长时不可缺少。

不过，甲状腺激素过多分泌后（亢进）全身代谢增高，出现"脉搏加快""心悸""肠蠕动增强，容易出现腹泻""食欲旺盛反而消瘦""倦怠感""无任何兴趣""精神上出现类似抑郁状态"等各种各样不适症状。

也就是说，不论甲状腺激素过多还是过少都会破坏身心的平衡，无法保持健康的生活。因此，人体需要有可以调整保持血液内甲状腺激素一定浓度的功能。

接下来，解说有关甲状腺激素的调节的构造。

甲状腺激素的平衡破坏后……

甲状腺掌管新陈代谢，承担重要的作用

甲状腺功能亢进症	甲状腺功能低下症
甲状腺功能过度增高后	甲状腺功能低下后

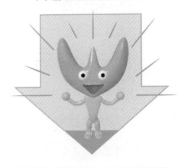

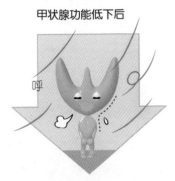

新陈代谢过度激活，会不断消耗能量。因此，即使正常的饮食体重也降低，容易出现心悸

新陈代谢降低，活力消失，没有力气。因为能量没有被消耗，即使正常的饮食体重也会增加

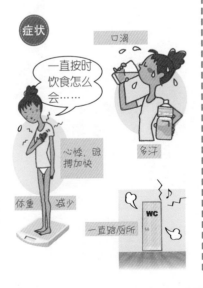

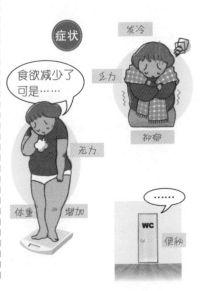

11

甲状腺激素的发号施令者是大脑

甲状腺激素的多少是通过大脑来调整的。

血液中甲状腺激素的浓度降低后，脑内的垂体部位分泌促进甲状腺作用的"促甲状腺激素（TSH）"，甲状腺接受促甲状腺激素的刺激，滤泡腔内储藏的甲状腺激素分泌到血液中以补充不足。

反之，血液中的甲状腺激素浓度过高后，TSH的分泌被抑制，甲状腺分泌甲状腺激素也被抑制。

监视垂体作用的是同样在脑内的下丘脑部位。血液中甲状腺激素减少后，下丘脑向垂体释放"促甲状腺激素释放激素（TRH）"，进而促进分泌甲状腺激素。相反，甲状腺激素也直接作用垂体，控制分泌TSH。

换句话说，直接刺激甲状腺的是分泌TSH的垂体，而控制下垂体作用的是分泌TRH的下丘脑。

这些相连的调节组织称为"甲状腺激素的反馈调节"，通过此系统，保持血液中甲状腺激素的量维持在一定范围。

甲状腺激素的分泌和调节机制

下丘脑
分泌促甲状腺激素释放激素（TRH）

垂体
接受 TRH 的刺激，分泌促甲状腺激素（TSH）

T3、T4

碘

甲状腺
接受 TSH 的刺激，分泌甲状腺激素

甲状腺激素有两种。一种是占据甲状腺激素大部分的甲状腺素（T4），另一种是三碘甲状腺原氨酸（T3），占甲状腺激素的 2% 左右。

作为甲状腺激素的能力，少数的 T3 反而比 T4 更强，而 T4 的寿命比 T3 强。

T4 通过肝脏和肾脏的酶转化为 T3，必要的时候可以调节甲状腺激素的分泌量。

三碘甲状腺原氨酸（T3）

甲状腺素（T4）

血管

甲状腺激素和促甲状腺激素的关系

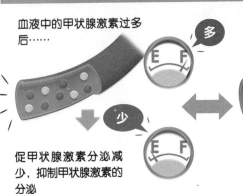

血液中的甲状腺激素过多后……

多

少

促甲状腺激素分泌减少，抑制甲状腺激素的分泌

血液中的甲状腺激素不足后……

少

多

促甲状腺激素的分泌增加，促进甲状腺激素的分泌

甲状腺疾病分为三大类

我们的身体正常状态下会分泌适当的甲状腺激素维持健康，如果患甲状腺疾病后，甲状腺的结构和功能都会出现异常。甲状腺疾病分为三大类：一是甲状腺功能出现异常引起的疾病，二是甲状腺炎症引起的疾病，三是甲状腺肿大引起的疾病。

1 甲状腺功能异常引起的疾病。甲状腺激素分泌过多引起的代表性疾病是"甲状腺功能亢进症"（40页）；甲状腺功能低下，甲状腺激素分泌减少的疾病以"桥本氏病"为代表的有"原发性甲状腺功能低下"（90页）和"继发性甲状腺功能低下症"（90页）；先天性原因引起甲状腺功能减弱的"甲状腺自主高功能腺瘤"疾病多倾向于女性发病。

2 甲状腺炎症引起的疾病——甲状腺出现炎症的疾病。如"急性化脓性甲状腺炎"（94页）和"亚急性甲状腺炎"（96页）。

3 甲状腺肿大引起的疾病——甲状腺出现肿块（结节）的疾病。甲状腺整体增大的疾病有"单纯性弥漫性甲状腺肿"（102页），局部增大的疾病有"结节性甲状腺肿"（104页）以及"恶性甲状腺肿（甲状腺癌）"（116页）等。

甲状腺疾病的种类

甲状腺疾病分为三种类型

类型 1
甲状腺功能异常引起的疾病

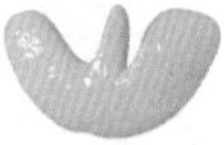

- 甲状腺激素分泌过多 → ■巴塞多氏病
- 甲状腺激素分泌减少 → ■原发性甲状腺功能低下（桥本氏病）
  ■继发性甲状腺功能低下

类型 2
引起甲状腺疼痛的疾病

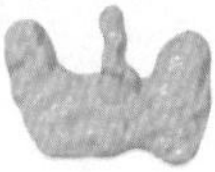

- 甲状腺出现炎症 → 引起甲状腺功能低下
  ■急性化脓性甲状腺炎
  ■亚急性甲状腺炎

类型 3
引起甲状腺的形状异常的疾病

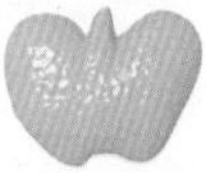

- 甲状腺整体增大 → ■单纯性弥漫性甲状腺肿
- 局部出现肿块（结节） → ■结节性甲状腺肿
  ■恶性甲状腺肿（甲状腺癌）

与其他疾病区分困难的甲状腺疾病

甲状腺疾病的症状实际上是多样的，不只是甲状腺及全身性的症状，对精神方面也有影响，和其他疾病混淆的例子时有存在。另外，症状和年龄、性别有关，个体差异不同。

例如，甲状腺激素分泌过多的巴塞多氏病（40页），有心悸的症状，这个症状很容易被误认为是心脏疾病。

又例如，很有食欲但是体重减轻，有口渴的症状，和糖尿病的症状非常相似。

另外，如烦躁无法安心、容易兴奋等症状容易误认为狂躁症，汗出、潮热、月经不调等让中年女性往往最先想到的是更年期综合征。不论如何，这些症状其他疾病也会出现，所以不能单纯从症状上自我判断是否为甲状腺疾病。

另一方面，甲状腺功能低下的桥本氏病（70页），如果出现活动迟钝、心情低落的症状，也可能会被怀疑是不是抑郁症。

还有，心悸、情绪低落的症状与妇女更年期症状非常相似，如果置之不理，不知什么时候就自觉缓解，但实际上可能是甲状腺疾病。

总之，如果出现后文中所提到的自觉症状，不要自行判断，首先需要接受医生的诊查。

区分困难的甲状腺疾病症状

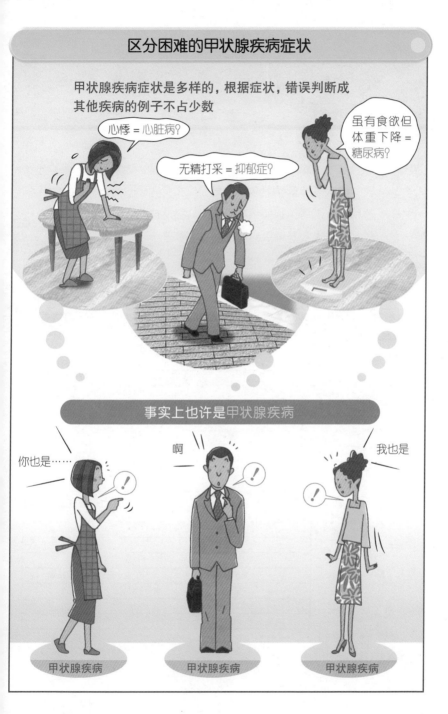

甲状腺疾病的症状容易被误认为其他疾病

患甲状腺疾病后，患者表现的症状多种多样，从器官局部到全身再到精神症状都有各样。这些很容易错误判断成其他疾病。这里对甲状腺的代表性疾病巴塞多氏病和桥本氏病容易被误认为的主要症状进行整理。

●巴塞多氏病

症状	容易误认为的疾病
心动过速、心律不齐	心脏病
心悸、呼吸困难	
口渴	糖尿病
有食欲但消瘦	
收缩压升高	高血压
多汗	更年期综合征
潮热	
持续微热，腹泻	肠易激综合征
容易烦躁	抑郁症
容易兴奋	

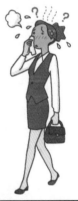

●桥本氏病

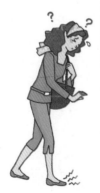

症状	容易误认为的疾病
严重浮肿	肾脏病
基础体温低下	发冷
声音嘶哑	上呼吸道感染
月经量一时增多	更年期障碍
变得无力	更年期综合征、抑郁症
郁闷	抑郁症
记忆力下降	痴呆症
手足麻木	末梢神经炎

第 2 章

The second chapter

诊断疾病的实际检查

　　甲状腺疾病的诊断有各种各样的检查。了解检查的内容和检查目的，是治疗的第一步。

　　难解的词，简单的解说，在本章中你会对检查知识有更深刻的了解。

甲状腺疾病诊断时各种各样的检查

问诊、触诊——首先从这里开始

甲状腺疾病诊断时需要进行各种各样的检查，医生首先听患者的主诉，触摸患处，从问诊、触诊开始掌握甲状腺的症状。

问诊是询问"什么时候开始出现自觉症状？""有什么样的症状？"等，为了得到疾病的切入点，可以询问很多有关疾病的问题。这是作为正确判断的要领，而患者本人为了能正确回答医生的问题，可以事先做好准备，记录好自己的状态。

触诊是用手触摸查看甲状腺的状态，甲状腺疾病伴有肿大、肿块等症状。例如，甲状腺整体肿大，如果有弹性，可以怀疑是巴塞多氏病（40页）；如果甲状腺坚硬，表面凹凸不平，则怀疑是桥本氏病（70页）。像这样，甲状腺疾病有各种各样的特点，触诊是正确诊断的第一步。

通过问诊和触诊可以了解到疾病的基本信息，而进一步需要进行针对性的检查有"甲状腺激素检查""甲状腺摄碘率试验检查""闪烁法检查""甲状腺影像检查""甲状腺自身抗体检查""穿刺吸引细胞学检查"等，通过这些检查有助于查看疾病的实质。

首先是交流、触摸，确定疾病状态

通过问诊、触诊把握疾病状态开始

问诊

从各种各样的问题寻找疾病的着手点

—— 医生会问的问题 ——

- 有什么样的症状？
- 什么时候开始有这样的症状？
- 这样的症状加重了吗？
- 父母、亲属有患甲状腺疾病的人吗？
- 目前为止患过的主要疾病。
- 目前为止患过甲状腺疾病。
- 有没有药物的副作用？

触诊

通过用手触摸，检查甲状腺的状态

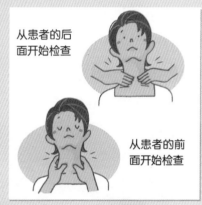

从患者的后面开始检查

从患者的前面开始检查

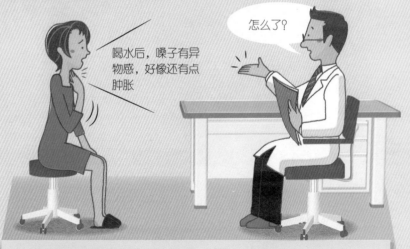

喝水后，嗓子有异物感，好像还有点肿胀

怎么了？

问诊和触诊的目的是把握疾病的基本信息，进行正确的诊断

甲状腺激素检查——检查甲状腺激素的水平

测定血液中甲状腺激素的量，可以检查甲状腺功能是否异常。

分泌后存在于血液中的甲状腺激素中99.5％与蛋白质结合，并在血液中流动，这种蛋白质的主要成分是甲状腺结合球蛋白（TBG）。TBG在妊娠时增高。实际上只有剩余的0.5％承担甲状腺激素的作用。甲状腺激素在第13页叙述过，有T3和T4两种，而没有和蛋白质结合的部分称为FT4和FT3。

有关甲状腺功能，主要是根据FT4、FT3、TSH进行综合判断的。

如果FT4和FT3的数值比标准值高，则甲状腺功能亢进；如果数值低于标准值，则为甲状腺功能低下。

有作用的激素、无作用的激素

甲状腺分泌的甲状腺素（T4）和三碘甲状腺原氨酸（T3）因为在血液中立刻和蛋白质结合，作为甲状腺激素没有作用

三碘甲状腺原氨酸（T3）

甲状腺素（T4）

血管

蛋白质

游离三碘甲状腺原氨酸 FT3

游离甲状腺素 FT4

但是，游离三碘甲状腺原氨酸（FT3）和游离甲状腺素（FT4）与蛋白质不结合

和蛋白质结合后作用消失

有作用的是我们

甲状腺激素和蛋白质不结合的只有0.5%，承担着这些作用

甲状腺激素检查标准

检查名称	正常值
甲状腺素（T4）	5.0~12.0 微克 / 分升
游离甲状腺素（FT4）	0.7~1.9 纳克 / 分升
三碘甲状腺原氨酸（T3）	90~170 纳克 / 分升
游离三碘甲状腺原氨酸（FT3）	2.0~4.5 皮克 / 分升
甲状腺结合球蛋白（TBG）	12.0~30.0 微克 / 分升

1微克是1克的100万分之一，1纳克是1克的10亿分之一，1皮克是1克的1兆分之一。甲状腺激素在身体只有一点点的量起作用。

甲状腺摄碘率试验检查——检查甲状腺的功能

在第8页叙述过，甲状腺激素是以碘为原材料生成的。"甲状腺摄碘率试验检查"就是根据这个特性进行检查。口服对身体无害用量的放射性碘胶囊，测定甲状腺摄碘量的多少。

患巴塞多氏病后，甲状腺功能亢进，大量的碘进入甲状腺生成大量的甲状腺激素。口服和碘同样性质的放射性碘，经过一定的时间，则可以测定甲状腺摄取了多少碘。

健康人服用放射性碘24小时后，甲状腺摄碘率为10％～35％，而巴塞多氏病患者则在40％以上。

为了检查时可以顺利地摄取放射性碘，检查前1周尽量避免食用昆布、海带等含有大量碘的食物，也不要食用含昆布调味料，需要特别注意。

放射性碘的放射能量只有一点点，对身体没有任何伤害。但考虑会对胎儿有影响，妊娠中的女性患者不要进行此检查。另外，放射性碘影响乳汁分泌，所以哺乳中的产妇也应避免此检查。

甲状腺摄碘率试验检查和注意点

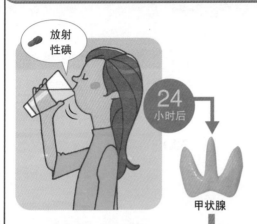

放射性碘

24 小时后

甲状腺

"甲状腺摄碘率试验检查"是服用放射性碘的胶囊，测定被甲状腺吸收碘的比例，检查甲状腺的功能

被甲状腺吸收碘的比例

如果是健康人

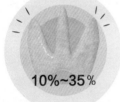

10%~35%

如果是巴塞多氏病患者

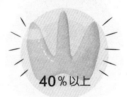

40%以上

检查的注意点

不可以

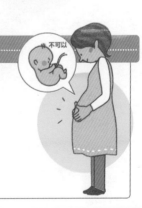

1 检查前 1 周开始不摄取含有多碘的昆布、海带等（也要注意其调味料）

2 避免妊娠中检查

3 分娩后考虑对婴儿的影响，避免哺乳期间检查

闪烁法检查——进一步详细检查

甲状腺摄碘率试验检查时服用放射性碘后，用摄影的方法观察碘在哪个部位分布，这就是"闪烁法检查"。碘释放出放射线（γ射线），用特殊的γ照相机拍照出闪烁图像。照出的闪烁黑的部分，是放射性碘摄取最多的地方。此检查不只可以观察到碘摄取部位的分布情况，还可以得知甲状腺的形状，因此利用此检查可辅助诊断各种各样的甲状腺疾病。

巴塞多氏病患者的情况是，扫描出的图像很深，可以清晰地看到甲状腺两叶的形状。其他如桥本氏病的患者由于放射性碘的摄取率很低，图像就很浅，显示甲状腺的形状不是特别明显。

闪烁法检查还可以进一步看到甲状腺癌的转移。因此，在对甲状腺癌的患者检查时观察全身的闪烁图像，从而判断是否有全身性转移。

闪烁法检查对滤泡癌、乳头状癌、恶性淋巴瘤、甲状腺癌等复发及远端转移诊断发挥巨大的作用（第5章）。

口服放射性碘后可能会对妊娠和哺乳中的女性产生副作用，所以这样的患者最好事先和医生说明，根据疾病具体情况作决定。

查看碘的分布——闪烁法检查

服用放射性碘进行检查，图像中黑色的部分是吸取放射性碘的部分

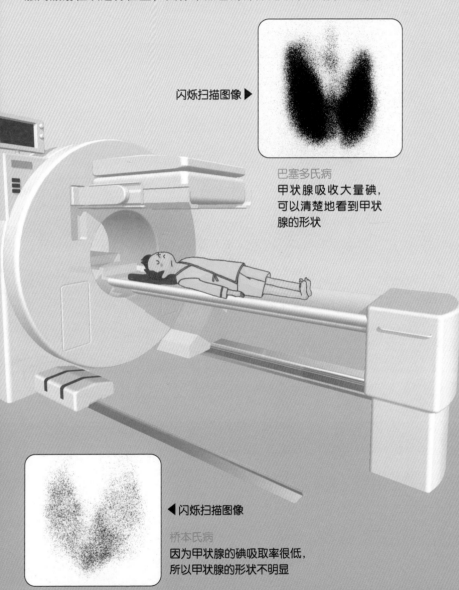

闪烁扫描图像▶

巴塞多氏病

甲状腺吸收大量碘，可以清楚地看到甲状腺的形状

◀闪烁扫描图像

桥本氏病

因为甲状腺的碘吸取率很低，所以甲状腺的形状不明显

甲状腺影像检查①——超声波检查没有放射线，是安全的检查

甲状腺的肿大、肿块，可以用触诊进行查看，但是对于小的变化，触诊所得的诊断信息还是有一定的局限。因此，为了正确掌握甲状腺的状态，可以进行影像检查。

影像检查有很多种方法，可以发现触诊没有发现的小肿块，对疾病的早期发现有很大的作用。其中一种就是超声波检查。

超声波检查也称为超声，利用超声波接触身体后反射波进行电脑处理并成像。

如果甲状腺有肿块的时候，超声波接触到肿块并返回，对检查肿瘤的位置、大小、性质等有一定的作用。

右边的图像表示，通过甲状腺横截面的图像可以清楚地看到甲状腺的状态，也可以看到肿块数量及甲状腺内部，可以判断良性或恶性的大致情况，作为甲状腺癌的检查是非常有效的。

检查时为了可以使超声波顺利通过，医生在患者咽喉部会涂有胶状的液体，检查时间5~10分钟，几乎没有疼痛和对身体的负担。而且，此检查不使用放射线，妊娠及哺乳的女性也可以进行检查，这也成为此检查的优势。

超声波诊断

在脏器组织的边缘利用超声波反射的性质，寻找变异处。虽然连小的肿块也可以发现，但是不适用于检查骨骼、肌腱等硬组织，以及胃、肠等含有大量空气的部位

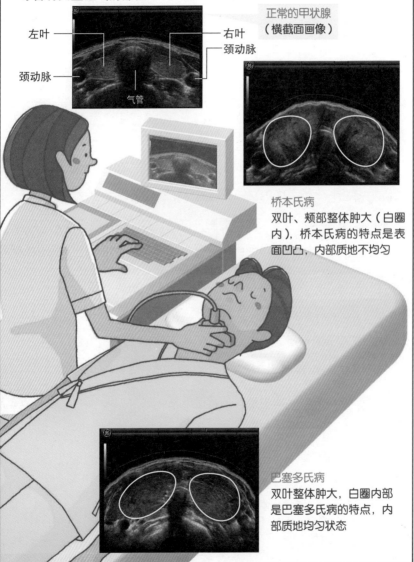

正常的甲状腺
（横截面画像）

左叶
右叶
颈动脉
颈动脉
气管

桥本氏病
双叶、颊部整体肿大（白圈内），桥本氏病的特点是表面凹凸，内部质地不均匀

巴塞多氏病
双叶整体肿大，白圈内部是巴塞多氏病的特点，内部质地均匀状态

甲状腺影像检查②——CT 和 MRI 检查对了解病变很有效

CT是计算机断层扫描，利用X线、检出器、电脑的组合，对人体进行断层扫描并成像。此检查不只用于甲状腺疾病的诊断，也是现代医疗不可缺少的具有代表性的医疗器械。

检查时患者躺在就诊床上，在CT装置内移动，从各个方面进行X线旋转照射。通常X线摄影只能得到正面和侧面的图像，但是此检查可以得到横、竖、斜任意角度的图像。而且，还可以通过计算机利用3D图像进行观察，对发现病变部位有极强的作用。不过与超声比较，CT使用放射线，所以妊娠、哺乳中的女性不可进行此检查。

MRI是使用电磁波进行断层摄影并成像，也称磁共振成像，是电磁波接触身体，体内的氢原子和电磁波共鸣时发出像信号一样的物质，经过计算机处理并成像，主要应用在查看肿瘤的扩散等。相对CT、X线而言，MRI是利用电磁波成像，无放射性，是妊娠、哺乳中的女性都可以安心进行的检查方法。

CT和MRI各有各的优点和缺点，根据不同情况分别使用。

另外，最近PET（正电子发射体层成像）检查也越来越普及，对转移的甲状腺癌的检出率有很大效果。

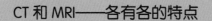

CT

构造

从各种角度进行 X 线照射，透过身体的 X 线的量构成图像

特点

优点	缺点
检查时间短	因为使用放射线，有些患者不能接受检查

MRI

构造

体内的水分与核磁共鸣，接收发生的信号，再构成图像

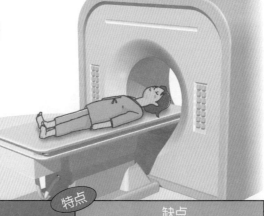

特点

优点	缺点
可以得到任何方向的横截面，对骨骼没有影响	检查时间长（30 分钟左右）

甲状腺自身抗体检查——免疫系统异常的检查

巴塞多氏病（40页）和桥本氏病（70页）是自身免疫系统异常引起的疾病。

我们的身体可以区分自身（自身的组织和细胞等）和非自身（细菌和病毒等）的物质，如果有非自身的物质侵入身体的时候，身体具备识别异物（抗原）并将其排出的功能，具承担攻击异物作用的物质就是"抗体"。

本来是对非自身异物起作用的抗体，若出现把身体的组织和细胞当成抗原并生成抗体的情况，这种状态称为自身免疫疾病。抗体把自身的物质误认为非自身的，刺激正常的组织和细胞，并进行攻击，所以出现各种各样的症状。

巴塞多氏病和桥本氏病是这种自身免疫系统异常为原因的疾病。巴塞多氏病是甲状腺的促甲状腺激素（TSH）受体被认为成抗原，抗体攻击抗原，出现甲状腺功能亢进。而桥本氏病则是甲状腺的滤泡细胞被误认为是抗原，接受淋巴球的攻击，出现甲状腺功能低下。因此，针对甲状腺组织的抗体测定，对诊断疾病有很大帮助。

有关抗体的检查都可以通过血液检查进行。

针对巴塞多氏病诊断的检查是TSH受体抗体检查（TRAb），针对桥本氏病诊断的检查一般是抗甲状腺球蛋白抗体检查（TgAb）和抗过氧化物酶抗体检查（TPOAb）。

有关各种检查的内容接下来会具体解说。

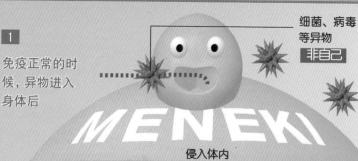

1

免疫正常的时候，异物进入身体后

细菌、病毒等异物

非自己

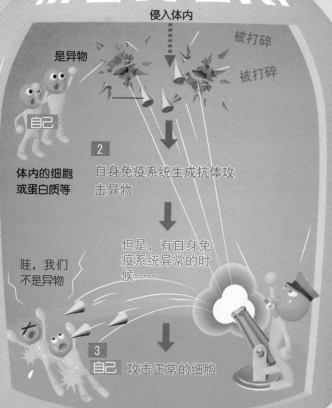

侵入体内

被打碎

被打碎

是异物

自己

体内的细胞或蛋白质等

2

自身免疫系统生成抗体攻击异物

但是，有自身免疫系统异常的时候……

哇，我们不是异物

3

自己 攻击正常的细胞

甲状腺疾病的原因之一是自身免疫系统的异常。因此，对于甲状腺组织抗体的测定应灵活应用在诊断中

33

抗体检查对诊断巴塞多氏病和桥本氏病很有帮助

现在具体说明有关甲状腺疾病的抗体检查。

甲状腺自身抗体检查主要分三种，分别是"抗甲状腺球蛋白抗体检查（TgAb）""抗过氧化物酶抗体检查（TPOAb）""TSH受体抗体检查（TRAb）"。桥本氏病的诊断进行TgAb和TPOAb检查，巴塞多氏病的诊断进行TRAb检查。

1 抗甲状腺球蛋白抗体检查（TgAb）——针对甲状腺的滤泡细胞内储藏的蛋白质（甲状腺球蛋白）的自身抗体的检查。甲状腺炎症引起的桥本氏病显示为强阳性，巴塞多氏病也经常显示为阳性。

2 抗过氧物酶抗体检查（TPOAb）——针对甲状腺细胞内的酶（抗氧化物酶）的抗体的检查。和TgAb一样，桥本氏病显示为阳性。

3 TSH受体抗体检查（TRAb）——促进甲状腺激素的生成，查看垂体分泌的促甲状腺激素（TSH）受体的抗体。甲状腺激素的正常运作，需要与TSH受体结合后才可以发挥作用，TSH受体为抗原。

TSH受体的自身抗体生成后，自身抗体与促甲状腺激素有同样的作用，刺激TSH受体，促进甲状腺激素分泌，则患巴塞多氏病。所以TSH受体为阳性的时候，可诊断为巴塞多氏病。

自身抗体检查的种类

主要有三种

1 抗甲状腺球蛋白抗体
检查（TgAb）

查看甲状腺细胞内合成，
储藏在甲状腺滤泡内的蛋
白质——甲状腺球蛋白自
身抗体

桥本氏病显示强阳性
※ 巴塞多氏病也会显示为阳性

2 抗过氧物酶抗体检查
（TPOAb）

查看甲状腺滤泡处储
藏的酶——过氧化物
酶的抗体

桥本氏病显示强阳性
※ 巴塞多氏病也会显示为阳性

3 TSH 受体抗体检查
（TRAb）

检查促甲状腺激素受
体抗体

巴塞多氏病显示阳性

诊断桥本氏病时检
查 TgAb 和 TPOAb，
诊断巴塞多氏病时
检查 TRAb

300

穿刺吸取细胞学检查——疼痛小，不用麻醉也可以进行

将细针刺入甲状腺抽取细胞，用显微镜确认肿瘤的种类。对区分甲状腺肿瘤良性或恶性非常有效。

甲状腺的疾病大多数进行问诊、触诊和超声波检查就可以判断大致病变性质。如果结果是甲状腺的肿瘤，需要进一步精细的检查，这个时候就要进行"穿刺吸取细胞学检查"。

穿刺吸取细胞学检查是用针刺入咽喉部位，也许有人觉得一定会很"疼痛"，有恐惧感。其实，抽取细胞的针与皮下注射使用的是一样细的针具，因此即使不麻醉也几乎感觉不到疼痛。而且抽取时间短，仅1~2分钟，是很简单的检查。

但是，抽取的过程中必须保持身体不动，如果是感冒有打喷嚏、咳嗽时，或者有过敏症状出现的时候，最好先不做检查。

这个检查中如果同时使用超声波检查装置，确定病变位置的同时进行细胞抽取，这就是"超声引导下细针穿刺细胞学检查"。最近超声波检查的性能都有所提高，可以精准地抽取细胞组织。

抽取的细胞由病理科医生用显微镜精密查看，可以正确判断是"正常""有一点变形但属于正常状态""继续观察""恶性"等病理改变，再由临床医生根据诊断确立治疗计划。

穿刺吸取细胞学检查

超声引导下穿刺吸取细胞学检查的方法

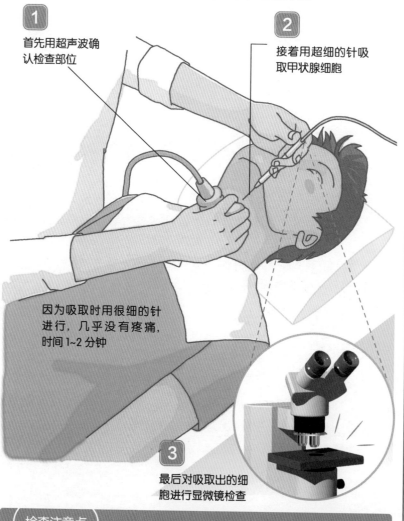

1 首先用超声波确认检查部位

2 接着用超细的针吸取甲状腺细胞

因为吸取时用很细的针进行，几乎没有疼痛，时间1~2 分钟

3 最后对吸取出的细胞进行显微镜检查

(检查注意点)

吸取中活动会有危险！如果患有感冒时可能会引起打喷嚏、咳嗽等使身体活动的情况，则最好避免检查

有必要进行全身检查

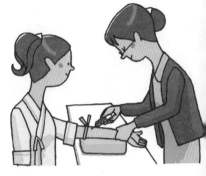

甲状腺疾病大多会出现全身的变化。因此，除了必要的甲状腺检查之外还需要进行其他检查。

●体重 如果是巴塞多氏病，因为甲状腺激素过多，出现代谢亢进，即使吃得多却也消瘦。

如果是甲状腺功能低下症，代谢降低的同时，日常生活活动也减少，体重容易增加。像这样体重的增减可以成为知道甲状腺功能变化的最初信号。

●脉搏 甲状腺功能亢进后，代谢增高，脉搏加快。反之，甲状腺功能低下症，脉搏减慢。所以需要查看脉搏数。

●心电图 甲状腺功能亢进后，心脏搏动加快，出现心动过速、心律不齐。严重时，心肌疲劳，也会出现心功能不全。

另一方面，甲状腺功能低下症，心肌（心脏肌肉）作用降低，心动缓慢。进行心电图检查，可以把握甲状腺功能的进展情况。

●血液检查 甲状腺功能低下症，因为多出现贫血，所以定期的血液检查是不可缺少的。

巴塞多氏病患者服用抗甲状腺药物后，白细胞数减少比较常见，所以治疗开始3个月左右，每2周应进行白细胞数和白细胞分化等检查。之后，2~3个月进行定期检查。

还有需要进行红细胞沉降率（血沉）的检查。桥本氏病和亚急性甲状腺炎时会出现血沉异常。

第 3 章

The third chapter

甲状腺功能异常引起的疾病

　　甲状腺功能的异常引起的代表疾病有"巴塞多氏病"和"桥本氏病"。甲状腺功能亢进、低下会出现各种各样的症状，本章就有关疾病的特点和治疗方法进行详细的说明。

甲状腺功能亢进的代表疾病——巴塞多氏病

甲状腺激素过剩引起的疾病

甲状腺的功能亢进是由于甲状腺激素过多分泌，代表性疾病是"巴塞多氏病"，会出现各种各样症状。病名是根据发现此疾病的德国医生K. A. von Basedow的名字而定。

甲状腺为什么会出现功能亢进，具体原因尚未知晓，第32页叙述的自身免疫系统异常被认为是原因之一。

免疫细胞原本是攻击侵入的异常物质，对维持身体健康起到重大的作用，不知为何出现错误判断，生成攻击自身身体的抗体，也就出现"自身免疫疾病"。巴塞多氏病是自身免疫疾病的一种，其原因被认为是生成了刺激甲状腺的抗体（TSH受体抗体）。

TSH受体抗体代替促甲状腺激素参与刺激甲状腺，是甲状腺激素大量分泌的根源。那么为什么会出现这样的抗体，现在仍无法明确。但是即使是不明原因的疾病也不需要悲观。如果可以控制巴塞多氏病特有的甲状腺激素过度分泌，还是可以和健康人一样的正常生活。

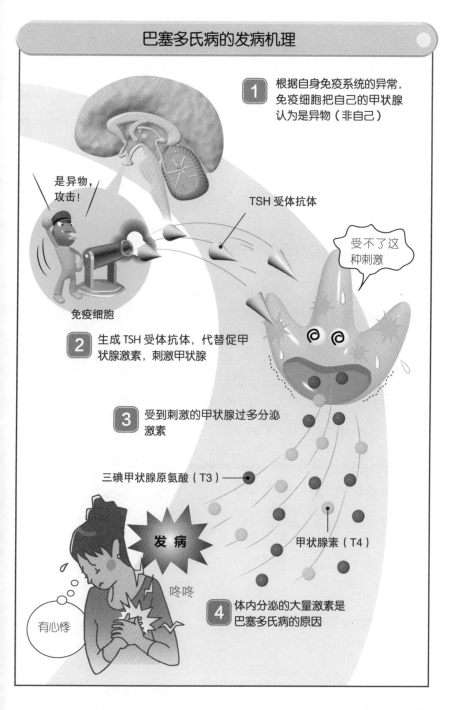

巴塞多氏病的发病机理

年轻女性多见的疾病

甲状腺疾病的特点是女性比男性容易患病。在所有患者中，男女比例是1：9，女性明显要多。

巴塞多氏病的情况是男女比例为1：4，与甲状腺疾病整体的男女患病比例相比，女性的比例虽然较低，但仍是主要群体。

该病发病年龄在20~30岁的年轻者占患病总人数的一半以上，未满20岁或60岁以上的患者数量则很少。

为什么年轻女性患者居多？其原因尚未明确，因为之前有提及"自身免疫疾病患者女性为多"，基于此考虑，巴塞多氏病的发病也应该多见于年轻女性。

而且巴塞多氏病被认为与遗传因素有关。数据显示，基因序列一样的同卵双胞胎中，2人患巴塞多氏病的概率为35%，异卵双胞胎的概率为4%。父母中有巴塞多氏病的患者时，小孩患病概率为17%。

巴塞多氏病的病因还有很多不明确点，也有与基因无关的发病病例，因此近亲者中即使有巴塞多氏病患者，也不需要过分担心。如果有自觉症状，建议接受医生的诊断。

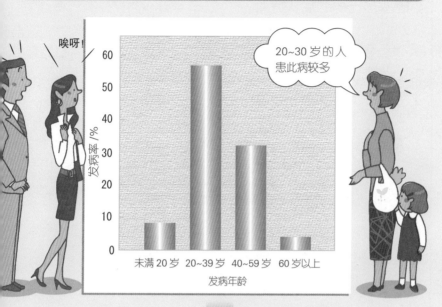

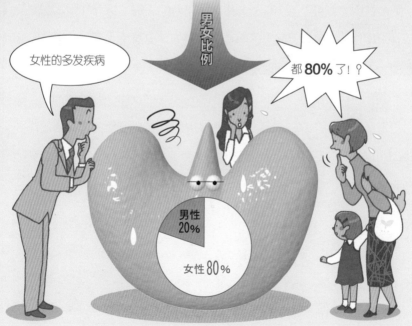

巴塞多氏病的症状特点

巴塞多氏病的常见症状有很多种，其中有特点的症状为三种。但实际上这些症状全部出现的患者却很少，症状出现的方式和程度存在个体差异。

1 心悸、心动过速——甲状腺功能亢进时身体的新陈代谢异常活跃，即使安静状态下也像运动一样需要消耗更多的能量。

全身的细胞因为需要更多的酶，因此出现心悸、呼吸困难、脉搏加快。安静状态下正常的脉搏应该是60~80次/分，而巴塞多氏病患者往往超过100次/分。

2 甲状腺肿——甲状腺肿大状态。甲状腺肿有甲状腺整体肿大的"弥漫性甲状腺肿"（102页）和出现部分肿块的"结节性甲状腺肿"（104页），巴塞多氏病属于前者。肿胀的大小每个人都不一样，甲状腺的大小和症状的严重程度没有直接性关系。

3 眼球突出——巴塞多氏病中可以见到眼球突出的眼部症状，称"巴塞多氏眼症"。一种是眼球里肌肉和脂肪组织的量变多，挤压出眼球而令其突出，称为"眼球突出"（62页）；另一种是上眼睑牵拉眼睛像睁开的状态，称为"眼睑后退"。

巴塞多氏病的症状特点

巴塞多氏病的症状特点有三种

1 心悸、心动过速

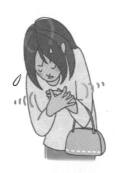

脉搏数每分钟超过100次，即使安静时也有心悸

2 甲状腺肿

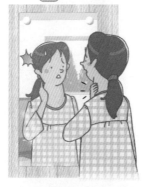

甲状腺肿胀，外表上颈部前面出现肿胀

3 眼球突出

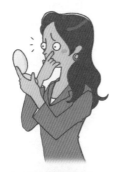

虽然有眼球向前面突出的症状，但并不多见

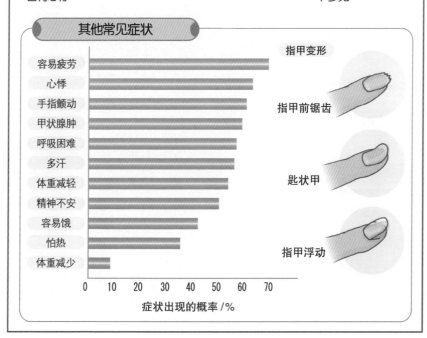

其他常见症状

指甲变形

指甲前锯齿

匙状甲

指甲浮动

容易疲劳
心悸
手指颤动
甲状腺肿
呼吸困难
多汗
体重减轻
精神不安
容易饿
怕热
体重减少

0　10　20　30　40　50　60　70

症状出现的概率/%

巴塞多氏病的检查方法

巴塞多氏病的检查以血液检查为中心。通过采血，测定血液中甲状腺激素的量，查看是否过多。巴塞多氏病因为血液中有刺激甲状腺的TSH受体抗体存在，这个指标对疾病诊断起决定性作用。

但靠血液检查无法明确诊断的时候，则需进行放射性碘吸收率检查（24页）。这个检查是利用放射性碘容易被甲状腺摄取的性质完成的。

检查时口服放射性碘，查看有多少放射性碘聚集在甲状腺。如果是巴塞多氏病，会有很多放射性碘聚集在甲状腺。有关检查具体情况，可以参考第2章的详细介绍。

以这些检查结果为基础，决定巴塞多氏病的治疗方案。

巴塞多氏病的治疗可以通过以下三种方法，结果是改善甲状腺激素的过多分泌。

1 药物治疗。

2 核素（放射性碘）治疗。

3 手术治疗。

有关三种治疗法，接下来会具体说明。

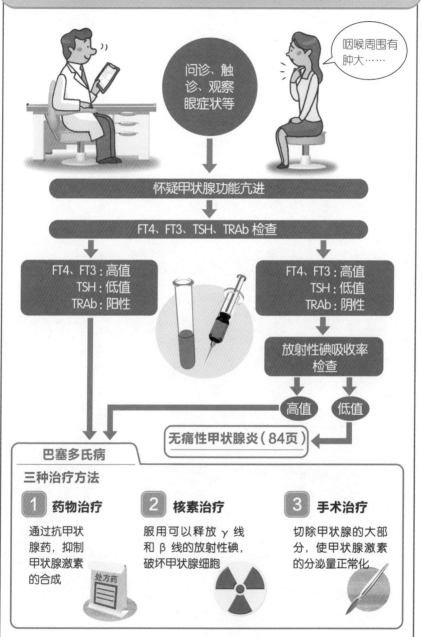

巴塞多氏病——诊断流程和三种治疗方法

问诊、触诊、观察眼症状等

咽喉周围有肿大……

怀疑甲状腺功能亢进

FT4、FT3、TSH、TRAb 检查

FT4、FT3：高值
TSH：低值
TRAb：阳性

FT4、FT3：高值
TSH：低值
TRAb：阴性

放射性碘吸收率检查

高值　　低值

无痛性甲状腺炎（84页）

巴塞多氏病

三种治疗方法

1 药物治疗

通过抗甲状腺药，抑制甲状腺激素的合成

处方药

2 核素治疗

服用可以释放 γ 线和 β 线的放射性碘，破坏甲状腺细胞

3 手术治疗

切除甲状腺的大部分，使甲状腺激素的分泌量正常化

巴塞多氏病的治疗方法① —— 药物治疗

为了控制甲状腺激素过多产生，可以口服药物（抗甲状腺药）抑制甲状腺激素合成。

抗甲状腺药主要有甲巯咪唑（商品名：他巴唑）和丙基硫氧嘧啶两种，都是通过抑制体内甲状腺激素的合成来发挥作用。

开始时服用足量的抗甲状腺药。之后，观察患者的状态再逐渐减量，然后在一定的时间内服用一定量的药物。

抗甲状腺药物一般的服用量，以甲巯咪唑为例，FT4值在5纳克/分升以下的时候服用15毫克/日，如果数值在5纳克/分升以上的时候服用30毫克/日，均需根据血液中甲状腺激素浓度的改善情况调整用药。调整至正常值所需时间存在个体差异，一般而言大约1个月，病程长的患者需要几个月。

即使没有得到改善，也不能立刻停止用药，而应缓慢地减量，1~3年减到5毫克以下（维持量），控制良好半年以上则可以停止用药。这种不用口服药物的状态称为"缓解状态"。

抗甲状腺药物的效果明显，几乎对所有患者都有效。但即使症状缓解也不能立刻停药，因如果擅自停药，症状会复发，且复发率高达60%。而且，药物服用的时间因人而异，所以缺点也就是不能预测服用的时间。由于口服药物的费用不多，可以在不影响正常生活的同时进行治疗，对患者负担也非常少。

药物治疗——用药物调节激素的分泌

抑制甲状腺激素合成的主要药物有以下两种

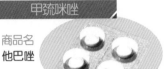

甲巯咪唑

商品名
他巴唑

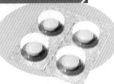

丙基硫氧嘧啶

商品名
硫脲嘧啶
Propacil

这两种药对甲状腺功能抑制作用的区别不大。不过，甲巯咪唑显效更快，副作用比丙基硫氧嘧啶稍微小

药物治疗的长处和短处

长处	短处
·治疗方法简单 ·治疗的同时可以进行日常生活 ·即使是在药物效果强烈出现其他器官功能损害的时候，只要中止药物就会恢复	·症状稳定的人的比例低 ·必须长期服用药物 ·有副作用

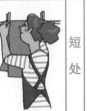

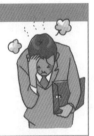

服用期约1个月，治疗状况是……

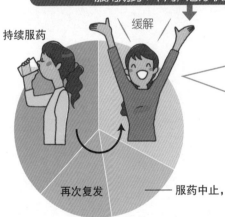

持续服药

缓解

再次复发

—— 服药中止，观察过程

"缓解"是——
从症状治疗到自然状态，和完全治愈不一样

在日本，治疗的第一选择是使用抗甲状腺药。虽然需要时间，但是可以期待效果的治疗方法

如果出现副作用则中止服药，立刻去医院就诊

服用抗甲状腺药的患者中有20％会出现副作用，主要副作用有以下几点。

1 瘙痒、皮疹——瘙痒症状的出现概率非常高，服用开始3周左右可能会出现皮疹并伴有高热，也有在食管内出现炎症的情况，需要特别注意。

2 肝功能异常——在服药2周至2个月之间容易出现尿颜色变深、黄疸、呕吐、食欲减退等症状。此时检查肝功能，可能会出现提示肝功能损伤的谷草转氨酶（AST）或谷丙转氨酶（ALT）数值升高，但大多是属于甲状腺功能亢进的症状表现，因此不一定就是药物副作用。

3 关节痛——开始服药1~2周后，下肢、上肢关节会出现疼痛，这个时候也会伴有发热。

4 粒细胞缺乏症——是极其罕见的症状。粒细胞是白细胞的一种，若粒细胞的数量急剧减少，会出现高热、咽喉炎等症状，甚至逐渐加重，严重时会危及生命。如果服药后2周至3个月期间出现高热，请立刻与主治医生联系。

以上的症状大多在服药后3个月以内出现。如果这段时间内出现上述症状，最好中止服药，并立刻去医院就诊。

不适合服用抗甲状腺药的患者，可以进行核素治疗或手术治疗。

药物治疗的副作用

抗甲状腺药——主要的副作用有以下四种

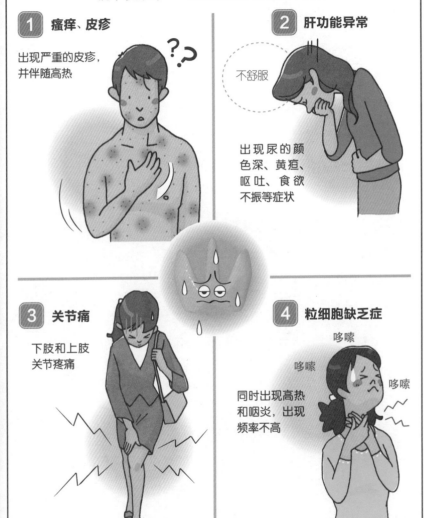

1 瘙痒、皮疹

出现严重的皮疹，
并伴随高热

2 肝功能异常

不舒服

出现尿的颜
色深、黄疸、
呕吐、食欲
不振等症状

3 关节痛

下肢和上肢
关节疼痛

4 粒细胞缺乏症

哆嗦

哆嗦

哆嗦

同时出现高热
和咽炎，出现
频率不高

如果出现副作用的时候，立刻和主治医师联系，更换其他种类
药物等，进行适当的处理

51

巴塞多氏病的治疗方法② —— 核素（放射性碘）治疗

对于抗甲状腺药的副作用反应强烈，不适合药物治疗的患者，可以进行放射性碘治疗。

放射性碘不只是用于甲状腺疾病的检查，治疗中也经常使用。核素治疗（放射性碘）是利用碘在体内吸取后会集中在甲状腺的性质，服用放射性碘的胶囊，改善亢进的甲状腺功能的治疗。

放射性碘有很多种类型。治疗用的是称之为^{131}I，可以释放γ射线和β射线的物质。β射线是非常微弱的物质，进入甲状腺组织的细胞后，破坏细胞，过多分泌的甲状腺激素会减少，恢复甲状腺正常的功能。

方法是口服含有^{131}I的胶囊，服用的量根据患者的症状而决定，如果进展顺利，服用1次就有可能恢复甲状腺的功能。

但是，^{131}I的作用缓慢，服药至甲状腺激素数值开始降低，需要1~2个月，甚至有的半年后才起效。因此，服用后必须观察1年。核素治疗比抗甲状腺药的效果要快，而且即使停止服用放射性碘，也几乎没有复发的可能。

只不过，缺点是效果过度强烈可能出现甲状腺功能低下，但是这种情况只存在于^{131}I效果过强，或症状较轻的患者进行核素治疗时发生。一时的功能低下在数月后可以恢复，如果没有恢复，可以口服补充甲状腺激素药物。

核素（放射性碘）治疗的构造

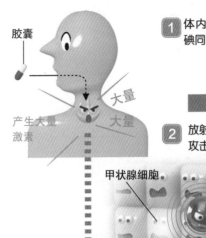

1 体内吸收的放射性碘和普通的碘同时被甲状腺吸收

胶囊

大量

产生大量激素

大量

甲状腺内部……

2 放射性碘释放 γ 射线、β 射线，攻击增多的甲状腺细胞

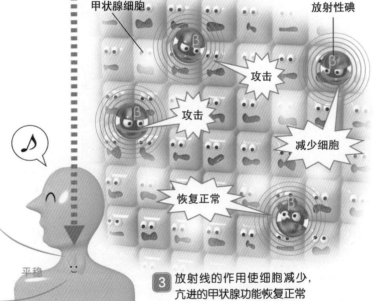

甲状腺细胞

放射性碘

攻击

攻击

减少细胞

恢复正常

平稳

3 放射线的作用使细胞减少，亢进的甲状腺功能恢复正常

核素治疗的长处和短处			
长处	・治疗效果比药物治疗快 ・价格便宜 ・无痛苦 ・几乎无复发	短处	・妊娠、哺乳者不能使用 ・引起甲状腺功能低下 ・需要特殊的设备

※ 放射性碘对正常细胞没有不良影响，无须担心

这样的患者不适合用核素治疗

核素治疗对巴塞多氏病有一定效果，且使用的放射线可以说是对身体无害，所以不用担心，但以下患者却不宜使用。

1 妊娠——考虑服用放射性碘对胎儿的甲状腺有一定影响，所以不建议妊娠女性选用核素治疗。不过，对于今后想要妊娠、分娩的人来说，因为没有任何基因上的影响，即使进行治疗也没有问题。

2 哺乳期——母乳中会出现服用的放射性碘。为了不能影响到母乳，哺乳期不能实施此治疗。

3 青春期之前的小儿——虽然核素治疗对儿童未来的影响没有具体明确，但在苏联切尔诺贝利核事故后，周边地区的年轻人大多发现甲状腺癌，所以一般情况对小儿和未成年者不进行核素治疗。

听到放射线，很多人会认为辐射，担心癌症。但是被认为放射线治疗引起的"甲状腺癌"和白血病的发生概率，从统计上看是非常低的，可以不用担心。事实也证明，在甲状腺癌的发病比例中，没有接受核素治疗的人和接受核素治疗的人几乎没有差别。除了以上不能进行核素治疗的患者之外，可以说它是治疗巴塞多氏病非常有效的方法。

不适合用核素治疗的人

同位素治疗用的虽然是对身体没有损害的放射线，对放射线有一点担心的人，不进行此治疗

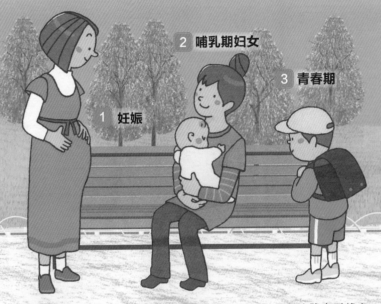

2 哺乳期妇女

3 青春期

1 妊娠

考虑放射线对胎儿的影响，不使用此治疗

放射性碘释放在母乳中，对婴儿有影响，不使用此治疗

无法确定对将来的影响，不使用此治疗

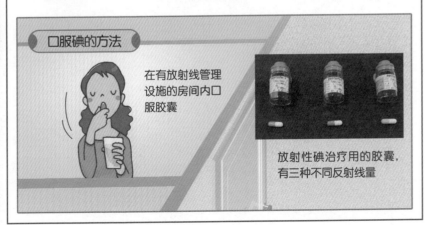

口服碘的方法

在有放射线管理设施的房间内口服胶囊

放射性碘治疗用的胶囊，有三种不同反射线量

巴塞多氏病的治疗方法③ —— 手术治疗

巴塞多氏病的手术治疗是切除大部分的甲状腺，以达到无法生成过多的甲状腺激素为目的。

手术治疗的适应者包括不能服用抗甲状腺药、服用后也没有缓解的人，以及不能进行核素治疗而希望早些缓解的人。

一般的手术方法是摘除甲状腺中央部分，保留两端上部。

因为两端有甲状旁腺（有分泌激素，控制血液中钙离子的浓度的功能），有与发声有关的喉返神经走行，为了不损伤神经，因此选择保留两端的方法。

甲状腺是与全身功能有关的重要脏器。因此，手术时切除的程度、剩余的部位是决定预后的关键。如果医生可以正确地判断并进行手术，80％~90％的患者不需要口服药物就可以恢复，复发的风险也非常低。

手术需要颈部的局部麻醉或者进行全身麻醉。手术的时间根据甲状腺大小、病情等情况而定，正常情况下需要1~2小时。手术时是沿着颈部皱纹处切开，随着时间伤口会越来越不明显，几乎看不出。

甲状腺手术切除的方法

1 切开方法

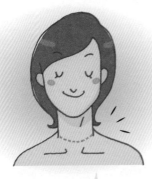

因为是沿着颈部皱纹切开，随着时间伤口会越来越不明显

2 手术部位

不摘除整个甲状腺，保留一部分，一般多进行甲状腺大部分切除术

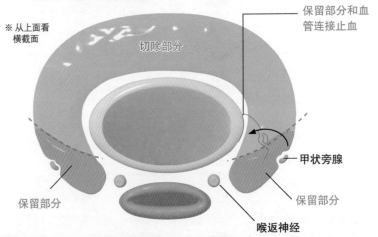

※ 从上面看横截面

切除部分

保留部分和血管连接止血

甲状旁腺

保留部分

喉返神经

保留部分

	手术治疗的长处和短处		
长处	·治疗效果快，确实有效 ·保持长期正常的功能	短处	·虽然说是不明显，但手术切口还是会留有痕迹的 ·有危险性、后遗症 ·为了手术理想化，需要主刀医生的经验

消除手术后的不安情绪

手术后的并发症非常少见。不过，也会出现以下偶见的并发症。

1 手足麻木，颜面僵硬——损伤甲状旁腺后，血液中的钙离子浓度低下而引发的症状。

2 声音嘶哑——如果损伤甲状腺内与发声有关的喉返神经，则出现声音嘶哑、发声困难等症状。

3 呼吸困难——手术后的伤口出血压迫气道，一般在手术后数日出现此症状。

如果出现切除不全的情况，残留的甲状腺细胞增大（肿大），会出现复发。这个时候，可以再次服用抗甲状腺药物，或进行核素（放射性碘）治疗（52页）。

反之，如果切除过多，会引起甲状腺功能低下。这个时候，可以服用甲状腺激素药物改善低下的功能。这样的例子非常稀少，所以要接受有经验丰富的主刀医生的治疗。

甲状腺手术的住院时间通常是1周左右；出院后1周左右，有可能可以返回职场、学校等；1个月左右就可以恢复到手术前的日常生活。

出院后，应进行定期的检查，持续观察病情的发展是非常重要的。

手术（切除术）后并发症和复发

手术后容易出现以下并发症

1 手足麻木，颜面僵硬

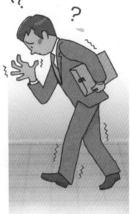

甲状旁腺被切除或者损伤后，血液中的钙离子浓度降低

2 声音嘶哑

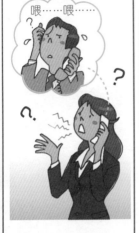

喉返神经受损后，声音嘶哑，无法发声

3 呼吸困难

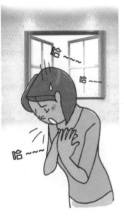

手术时的出血在伤口处聚积后，压迫气道引起呼吸困难

其他的术后不安

切除不彻底的时候

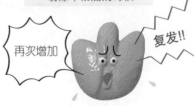

残留甲状腺细胞增大（肿大）出现复发。接下来可再用抗甲状腺药或核素治疗

切除过多的时候

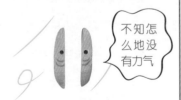

引起甲状腺功能低下症，服用甲状腺激素药物可以改善功能

59

高龄者的巴塞多氏病容易被误认为其他疾病

与年轻人的症状相比较，老年人的巴塞多氏病的症状不是特别明显，大多数只出现一部分症状，因此容易和其他疾病混淆或发现过晚。

老年人机体一般都会老化，反应、活性都衰退，这些原因导致甲状腺功能亢进的典型症状不明显。

例如，巴塞多氏病的特点之一是出现身心、活动性的症状，而老年人的情况，几乎不出现这样的症状，而是抑郁状态、活动迟缓，所以被误认为痴呆症、精神障碍的情况并不少见。

另一方面，随着年龄增高，心血管疾病（如冠心病、高血压）等症状也增加。因此，即使出现呼吸困难、心悸、心律不齐等症状，也不会认为是巴塞多氏病，而被误认为是心脏、血管病的症状。

另外，巴塞多氏病的特点之一是食欲亢进。可是，老年人患巴塞多氏病反而是食欲下降，体重减轻。

像这样的老年人，即使有巴塞多氏病的症状，大多会诊断为高龄者特有的疾病，因为检查时绕了一大圈，从而失去了甲状腺疾病就诊的最佳时机。可以说老年人的巴塞多氏病很复杂，发现也特别困难。因此老年人的情况，和一般述说的症状不一致，需要本人、家属及周围的人在日常生活中多加留意。

高龄者巴塞多氏病的特点和注意点

与年轻人相比,高龄者的症状不明显。
重要的是家族和周围的人对疾病的信号要有正确判断

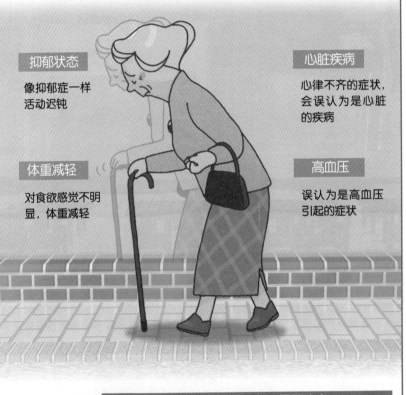

抑郁状态

像抑郁症一样
活动迟钝

心脏疾病

心律不齐的症状,
会误认为是心脏
的疾病

体重减轻

对食欲感觉不明
显,体重减轻

高血压

误认为是高血压
引起的症状

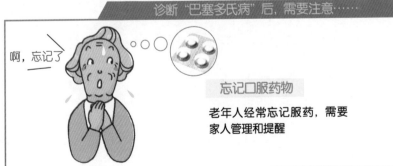

诊断"巴塞多氏病"后,需要注意……

啊,忘记了

忘记口服药物

老年人经常忘记服药,需要
家人管理和提醒

20%~30% 的患者会有眼球突出的症状

一提起巴塞多氏病，一般给人的感觉是"眼球突出疾病"。眼球突出的确是巴塞多氏病症状特点之一，实际上，出现此症状的概率仅为20%~30%，并不是常见症状。那么，为什么会出现这样的症状呢？患巴塞多氏病后，眼球内部脂肪（眶后脂肪组织）体积增大，眼球后侧压力增高，从而推出眼球。

但对于眼部症状目前仍有很多未知点，最近有研究认为可能是自身免疫系统异常引起的，TSH受体抗体刺激眼肌和眼后脂肪组织的TSH受体引起炎症，使脂肪组织的体积增大。

如果按这个想法，与其说眼球突出是巴塞多氏病引起的连带症状，倒不如说它是借着巴塞多氏病这个机会出现的其他症状。因此，在改善眼部症状后，还需要接受了解巴塞多氏病的眼科医生的治疗（关于眼科的治疗方法参照之后内容）。而且，"眼睑后退"的症状是由于甲状腺激素分泌过剩引起的交感神经紧张，上眼睑牵拉后看上去像眼球突出。因此控制甲状腺激素，进行适当的治疗，这样眼病的症状是可以缓解的。

那么，吸烟和不吸烟的人相比较，出现巴塞多氏病眼球突出症状的概率是吸烟者稍微高一些。因此有吸烟习惯的可能加重症状，最好开始戒烟。

眼球突出的构造

对眼球的压力是……

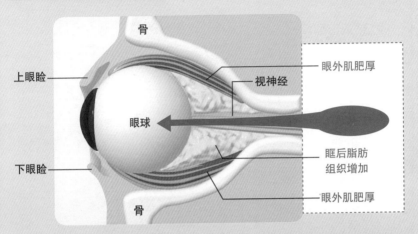

最近认为是 TSH 受体抗体刺激眼外肌和眶后脂肪组织的 TSH 受体，引起炎症和肿大

眼球突出以外的眼部症状

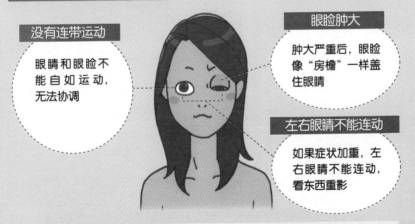

没有连带运动

眼睛和眼睑不能自如运动，无法协调

眼睑肿大

肿大严重后，眼睑像"房檐"一样盖住眼睛

左右眼睛不能连动

如果症状加重，左右眼睛不能连动，看东西重影

眼球突出后，出现"眼睑肿大""眼睛和眼睑不能连动""左右眼不能连动"等情况

眼球突出需要眼科医生的治疗

眼球突出症状只治疗巴塞多氏病是很难改善的，需要眼科医生的治疗。

首先去眼科检查眼部症状，在判断有损伤的情况下，决定合适患者的治疗方案。主要治疗方法有三种：放射线照射治疗、肾上腺皮质激素药物治疗、手术治疗。

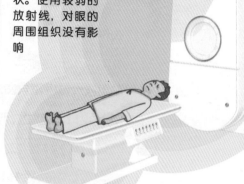

1 放射线照射治疗

症状严重的人进行的治疗方法。放射线接触体积增大的眶后脂肪组织，抑制炎症，减轻眼球突出症状。使用较弱的放射线，对眼的周围组织没有影响

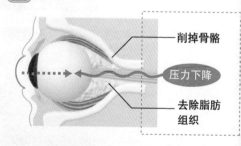

3 手术治疗

削掉骨骼

压力下降

去除脂肪组织

经过 **1** 和 **2** 的治疗后没有效果的患者则考虑进行手术治疗。根据突出的程度，进行手术，削掉眼球里面的骨骼，去除脂肪组织等，减小眼球后方承受的压力

2 肾上腺皮质激素药物治疗

因为考虑眼突的原因是眶后脂肪细胞的炎症，所以使用缓解炎症的泼尼松龙等肾上腺皮质激素类药物。有口服、静脉滴注、球后注射三种使用方法，应根据症状选择适合的方法。肾上腺皮质激素类药可以缓解眼球肿大，但是容易出现副作用，在医生的指示下服药是很重要的

口服

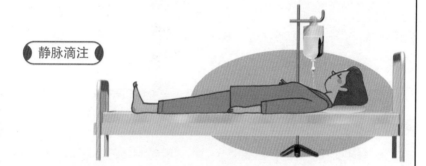

静脉滴注

球后注射

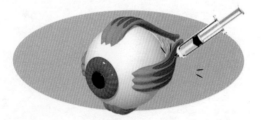

巴塞多氏病眼病——日常生活中需要注意的内容

因眼球突出等巴塞多氏病眼病而比较在意的是容貌的变化。如果感觉容貌有些变化，也许会比较在意周围人的目光。实际上，大多数患者是没有太多自我感觉的。如果非常在意面部的变化，那么可以看一看以下的巴塞多氏病眼病的对策。

在第62页叙述过，吸烟确实可以加重症状。有吸烟习惯的人，首先应开始戒烟。

如果在意眼部形状的人，可以戴太阳眼镜，不仅能遮住眼部，而且可以避开强光保护眼睛，可谓是一举两得。在意眼睑上提的人，睡觉的时候可以垫高枕头，防止眼部充血，缓解症状。

眼球突出程度较强的人，睡眠中会出现不能完全闭眼的情况。这样会使眼球表面干燥而造成损伤。像这样的情况，可以用医用纸胶带固定眼皮。

还有最好避免眼睛劳累，接触冷毛巾，长时间看电脑和电视等，需要时刻有保护眼睛的意识。

最好的预防方法是，不要慌张烦躁，放松心情进行治疗。较大的精神压力会加重眼球疼痛的症状，尽量保持稳定心态，才会得到更好的结果。

现在就可以做到——巴塞多氏病眼病的对策

在意眼睛形状的人……

为了不显眼，建议使用太阳眼镜，还可以保护眼睛

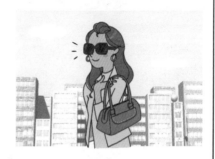

在意眼睑肿大的人……

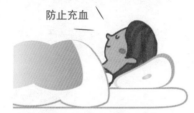

防止充血

预防眼部充血，睡觉时垫高枕头，可以缓解症状

突出程度严重的人……

眼球突出程度严重，睡觉的时候则不能完全闭眼，容易造成眼睛干燥并损伤。可以使用医用纸胶带，固定眼睛闭合状态

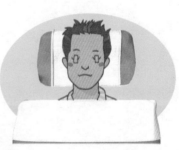

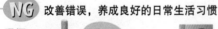

NG 改善错误，养成良好的日常生活习惯

吸烟

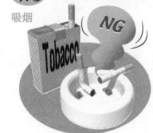

有节制地工作，适当地休息！

长时间电脑作业

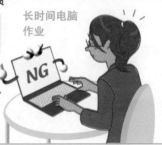

青少年如果患巴塞多氏病，不要悲观

青少年患巴塞多氏病时，基本上不会像成人一样出现眼球突出、体重减轻等身体症状，而是多出现"容易心烦""突然心烦意乱""无法集中注意力"等情绪方面和行动方面的变化。因为这些症状而就诊的例子很多。如果出现这样的症状后，孩子有可能被不明真相的家长、老师责备，这些都可能增加孩子的负担；还会出现朋友关系相处不融洽，学习很努力但是成绩下降等情况，此时就会出现拼命努力的状态。

如果家长、老师、周围的大人没有注意这些行为是由甲状腺功能亢进引起的症状，其结果就是单方面的警告、责备。所以青少年在没有特别原因时出现情绪方面、行动方面的变化，最好去甲状腺专科进行诊查。

如果被诊断是巴塞多氏病，接受适当的治疗是可以转好的，所以一定不能悲观。一方面，家长应和学校的老师详细说明情况，重要的是可以正确理解疾病；另一方面，和医生紧密联系接受治疗。症状严重的时候，孩子可能会出现不愿意去学校的情况，此时没有必要勉强其去学校。

青少年的巴塞多氏病一般使用抗甲状腺药进行药物治疗，其特点是缓解率低于成年人。

青少年患巴塞多氏病的特点和注意点

虽然青少年与成人相比几乎没有身体症状，如果出现以下情况，则应怀疑是巴塞多氏病

突然心烦意乱

心烦

心烦

心烦

感觉最近有变化

容易心烦

无法集中注意力

诊断为巴塞多氏病后，父母应该注意的事项是……

不要认为是逆反期……

啊……

啊……

疾病的原因

成绩下降也不能责怪批评

对不起

没关系，下次加油

成绩单

消除朋友之间的矛盾

大家都是好朋友

对不起

对不起

为了可以尽早减轻青少年精神上的负担，早期发现、早期治疗是很重要的

甲状腺功能下降的代表性疾病——桥本氏病

甲状腺炎症引起的自身免疫疾病

甲状腺激素减少的代表性疾病是"桥本氏病"，因为此病的甲状腺出现慢性炎症，所以也称"慢性甲状腺炎"。在甲状腺疾病中，患桥本氏病比巴塞多氏病多，特别倾向于女性发病，大约是男性的30倍，多在25~40岁发病，小儿几乎不发病。

桥本氏病是自身免疫系统异常引起的疾病。由于某种原因生成攻击自身的抗体，而抗体攻击甲状腺引起炎症（32页）。虽然具体原因不详，但目前桥本氏病被认为是与免疫有关的淋巴细胞攻击甲状腺组织而发病。

正常情况下，没有被使用的甲状腺激素储藏在滤泡内，储藏量大约是2个月的用量（8页）。因此，抗体攻击甲状腺开始后，甲状腺激素不会立刻出现分泌异常。结果是，除了甲状腺肿大，桥本氏病初期几乎不会出现各种各样症状。

如果患者因为没有自觉症状而置之不理不进行治疗，则甲状腺的细胞一个接一个被破坏，即使垂体分泌促甲状腺激素，也赶不上破坏的速度。当疾病加重到这个阶段，甲状腺功能低下各种各样的症状就会出现，接下来具体解说。

桥本氏病是甲状腺激素减少的疾病

桥本氏病是自身免疫系统异常引起的疾病。大多为女性患病，发病机理是……

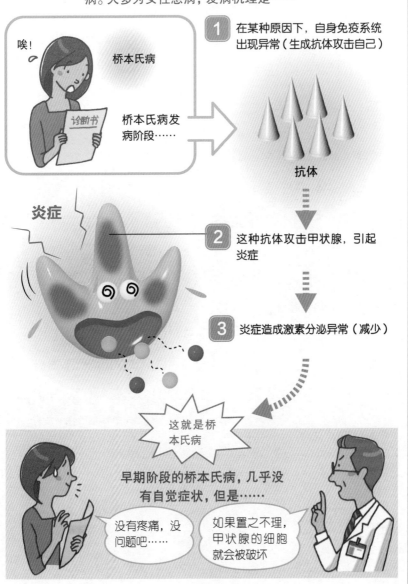

1 在某种原因下，自身免疫系统出现异常（生成抗体攻击自己）

抗体

2 这种抗体攻击甲状腺，引起炎症

炎症

3 炎症造成激素分泌异常（减少）

这就是桥本氏病

早期阶段的桥本氏病，几乎没有自觉症状，但是……

没有疼痛，没问题吧……

如果置之不理，甲状腺的细胞就会被破坏

桥本氏病的症状①——甲状腺整体肿大

桥本氏病初期出现的"颈部肿大"是抗体攻击甲状腺细胞时，引起炎症出现的症状。其肿大的特点和巴塞多氏病一样呈弥漫性，即甲状腺整体肿大，特点是呈蝶形肿大，比巴塞多氏病的肿大坚硬，表面凹凸不平。

因为肿大不会压迫咽喉，所以不会出现气道食管堵塞，呼吸不会困难，饮食的时候也不会有特别的异常感。而且症状急剧加重的时候，虽然会出现疼痛，但桥本氏病基本上不会伴有颈部的疼痛。所以，除了外观上的问题，颈部肿大不会影响日常的生活，如果进行适当的治疗，肿大会减小。

每个人甲状腺肿大的程度不一样，有的人特别明显，整体肿大，也有的人没有一点明显变化。

但肿大的程度与甲状腺功能低下的严重程度不一定是一致的，乍一看甲状腺可能并不十分肿大，却已有明显甲状腺功能低下的情况也存在。一般情况肿大会逐渐变大，也有少见的急速变大（急性加重），出现疼痛，伴有发热，还出现全身倦怠感，最好尽早接受专科医生的诊查，因为甲状腺肿大突然增大也可能是恶性淋巴瘤。

正常甲状腺和桥本氏病的比较

甲状腺激素是由从垂体分泌的促甲状腺激素（TSH）控制

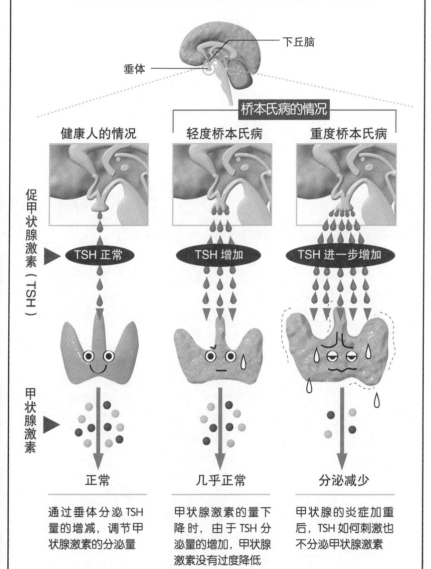

下丘脑

垂体

桥本氏病的情况

健康人的情况　　轻度桥本氏病　　重度桥本氏病

促甲状腺激素（TSH）

TSH 正常　　　　TSH 增加　　　　TSH 进一步增加

甲状腺激素

正常　　　　　　几乎正常　　　　分泌减少

通过垂体分泌 TSH 量的增减，调节甲状腺激素的分泌量

甲状腺激素的量下降时，由于 TSH 分泌量的增加，甲状腺激素没有过度降低

甲状腺的炎症加重后，TSH 如何刺激也不分泌甲状腺激素

桥本氏病的症状②——甲状腺功能降低，甲状腺激素分泌减少

甲状腺出现炎症后，甲状腺功能下降。桥本氏病中30％的患者会出现甲状腺功能下降，由于甲状腺激素分泌减少，新陈代谢降低，则出现各种各样的症状。

1 皮肤干燥、浮肿

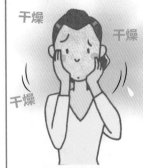

因为发汗作用也低下，皮肤干燥，同时全身出现浮肿。颜面肿胀，也有可能出现舌头肿胀不能转动。如果声带浮肿，声音会含糊不清

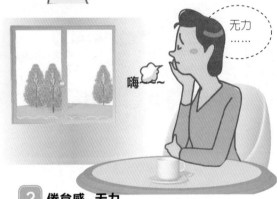

2 倦怠感、无力

因为代谢作用低下，出现"身体沉重""无力""容易疲劳""不知道应该做什么"等倦怠感

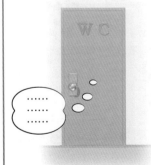

3 有些便秘

肠道运动减弱，容易出现便秘

桥本氏病的主要症状

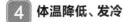

4 体温降低、发冷

很难维持体温，体温降低，感觉寒冷

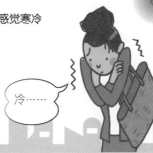

冷……

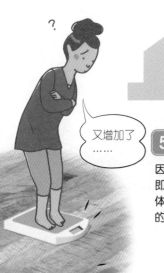

又增加了……

5 体重增加

因为代谢降低，即使饮食不多，体重也出现增加的趋向

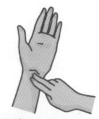

6 脉搏下降

代谢降低后，心脏搏动减弱，脉搏减慢到 60 次 / 分以下

桥本氏病容易误认为成这些疾病	
桥本氏病的症状	容易误认成的疾病
倦怠感、疲劳感	慢性肝炎等肝胆类疾病或更年期综合征
脱毛	脱毛症等脱毛性疾病
浮肿	肾脏病
脉搏数降低、心包积液	心律不齐、心肌肥大等心脏疾病
便秘	便秘症
注意力、判断力、活动力等下降	抑郁症或痴呆症
肌力下降、腱反射异常	肌肉、神经疾病
体温降低	发冷
月经异常	妇产科疾病或更年期综合征

桥本氏病的症状③ —— 如果置之不理，低密度脂蛋白（LDL）值上升

桥本氏病从症状上容易被误认为是其他疾病，虽然发现比较困难，但也会在一般体检时的血液检查中发现此病。

血液中的LDL在饮食中摄取过多脂肪时数值增高，则会被诊断为血脂异常，而在甲状腺激素不足的时候LDL也会升高。接下来说明甲状腺和LDL的关系。

甲状腺激素低下会导致新陈代谢低下，也会让所有功能的代谢降低，因此分解LDL的肝脏的代谢功能也减弱，则结果就是血液中的LDL浓度上升。如果持续这样的状态，容易引起高LDL血症，会进而引发动脉硬化症。

由此，当血液中LDL数值增高的时候，也需要考虑是否是桥本氏病。甲状腺功能低下症的检查之一是查看血中LDL的数值，以确定诊断。

LDL数值在健康诊断中是必须检测的项目。在健康体检LDL增高的人群中，如果出现颈部肿大、全身倦怠、无力感、浮肿、脉搏数降低、便秘、注意力和行动力下降、月经异常等症状时，则有可能出现甲状腺功能低下，需要特别注意。

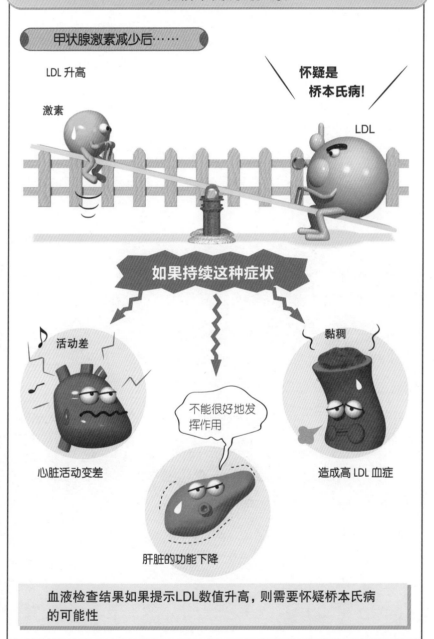

血液检查结果如果提示LDL数值升高，则需要怀疑桥本氏病的可能性

诊断桥本氏病所需的检查

桥本氏病的检查以血液检查和穿刺吸取细胞学检查为中心。

血液检查是查看血液中甲状腺激素的浓度，同时检查垂体分泌的促甲状腺激素（TSH），进而检查甲状腺的功能。

如果出现甲状腺激素不足，TSH为了补充不足，增加分泌，提高浓度。因此，TSH值增高也就意味着甲状腺激素不足，甲状腺功能低下。

另外，如果没有发现甲状腺功能低下，则检查是否有针对甲状腺的组织成分的抗体，检查自身免疫系统是否异常。攻击甲状腺细胞的抗体主要有抗过氧物酶抗体（TPOAb）和抗甲状腺球蛋白抗体（TgAb），通过血液检查可以了解这两种抗体的数值。

如果血液检查不能明确检查抗体的时候，可以进行穿刺吸取细胞学检查，一般是在超声波图像下进行摄取细胞的检查，称为"超声引导细针穿刺细胞学检查"。随着超声波检查机器的精密度提高，触诊无法摸到的小肿瘤也可以发现，是非常有效的检查。

此外，前面所叙述过的血液检查还可以查看血液中LDL的数值，也可以帮助判断桥本氏病的发病与否。

桥本氏病的检查与诊断流程

问诊、触诊

血液检查

甲状腺激素浓度
TSH 检查

怀疑是甲状腺功能低下

高值
怀疑桥本氏病

正常
怀疑垂体、下丘脑等病变

低值
怀疑药物性的甲状腺功能低下症

自身抗体检查 → 阴性

超声波引导下穿刺吸取细胞学检查等

阳性

桥本氏病……

检查的结果，得知是桥本氏病

桥本氏病的治疗方法——甲状腺激素补充治疗

被诊断为桥本氏病的患者中，并不是所有都需要治疗，需要治疗的是出现甲状腺功能低下和甲状腺肿大增大的那部分患者。

即使没有自觉症状，甲状腺功能低下的患者也不能置之不理；同样即使功能正常，如果有甲状腺增大，也必须治疗。如果被告知不需要治疗，定期门诊检查，观察症状的进展也是非常重要的。

桥本氏病的治疗实际上很简单，就是补充不足的甲状腺激素。甲状腺激素药有两种，一种是补充甲状腺激素药如左旋甲状腺素钠片剂（商品名：优甲乐），口服，1次/日，服用后4~5日逐渐起效。该药的血药浓度能维持1周左右，即使停止用药，药效也会持续。另一种是补充三碘甲状腺原氨酸的药（商品名：碘塞罗宁钠片剂），口服3次/日，有速效性，效果是左旋甲状腺素钠片的数倍，但没有持续性，停止服用后效果消失。

近几年的研究表明，因为T4具有体内必要的时候转换为T3的作用，所以T3可被作为治疗药物使用。

根据症状，选择用药及药效也不相同，重要的是遵守医生的处方用量。经过规范的治疗，血液中的甲状腺激素和促甲状腺激素（TSH）的水平恢复正常了，也就可以改善桥本氏病引起各种各样的症状。

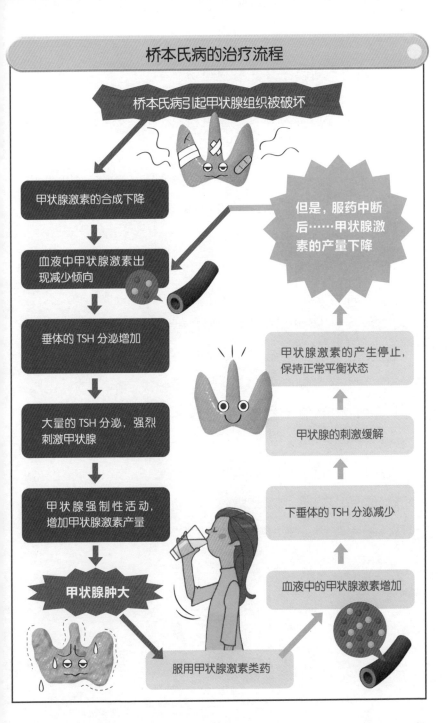

桥本氏病的治疗流程

桥本氏病引起甲状腺组织被破坏

甲状腺激素的合成下降

血液中甲状腺激素出现减少倾向

垂体的 TSH 分泌增加

大量的 TSH 分泌，强烈刺激甲状腺

甲状腺强制性活动，增加甲状腺激素产量

甲状腺肿大

服用甲状腺激素类药

但是，服药中断后……甲状腺激素的产量下降

甲状腺激素的产生停止，保持正常平衡状态

甲状腺的刺激缓解

下垂体的 TSH 分泌减少

血液中的甲状腺激素增加

需要知道不可以合并使用的药物

甲状腺激素药和体内的甲状腺素成分几乎一样，如果适量服用，即使长期使用也几乎不会有副作用。

也就是说，不足的甲状腺激素可以用药物补充，重要的是每日定量按时口服。每个人甲状腺激素不足的情况都不同，如果服用方法不符合症状、体质，便达不到效果。

有小部分患者服用补充甲状腺激素药后会出现剧烈的心悸、呼吸困难等甲状腺功能亢进的症状，也可能是骨骼内的钙离子被溶解所致。这种情况可以考虑是药物过量所导致，需要医生进行用量的调节。

药量是治疗疾病的关键。因此，服用补充甲状腺激素药应从小剂量开始服用，数月后观察疾病的缓解或维持情况，决定最适合的用量。之后，开始维持使用剂量（维持量）。决定维持量的标准是促甲状腺激素（TSH）的正常化。

妊娠中的患者因为需要给胎儿提供甲状腺激素，所以也可能会增加维持量。而且如果口服甲状腺激素药之外的药物时，考虑到药物相互的作用，需要特别注意。接下来请参考下面列举的一些需要注意的药。

甲状腺激素药服用的注意点

甲状腺激素药几乎没有副作用
但是，如果没有按照症状和体质适量服用则……

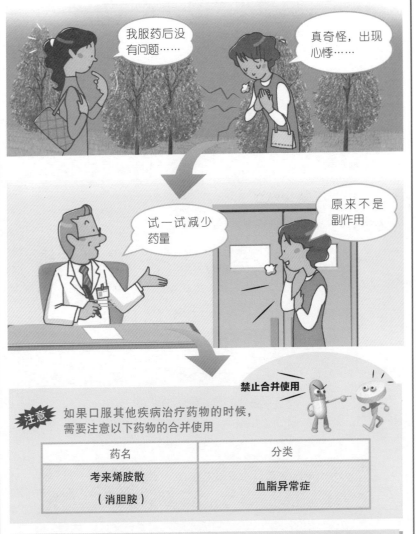

我服药后没有问题……

真奇怪，出现心悸……

试一试减少药量

原来不是副作用

禁止合并使用

注意 如果口服其他疾病治疗药物的时候，需要注意以下药物的合并使用

药名	分类
考来烯胺散 （消胆胺）	血脂异常症

药物是治疗的基本方法。医生制定用法、调节用量是很重要的

了解甲状腺功能低下是否是一过性也很重要

甲状腺功能低下中，即使检查的数值或出现的症状显示为甲状腺功能低下，也有可能是瞬间情况。这种称之为"一过性甲状腺功能低下"，代表性疾病是"无痛性甲状腺炎"。

无痛性甲状腺炎是甲状腺内蓄积的甲状腺激素在某种原因下进入血液中，出现一过性甲状腺激素过多的症状，如心悸、心动过速、呼吸困难、体重减少、多汗、疲劳感、肌肉低下等类似巴塞多氏病的症状。不过，如果蓄积的甲状腺激素减少后，血液中甲状腺激素量也减少，接着就会出现甲状腺功能低下症。

从症状上无痛性甲状腺炎容易误认为是巴塞多氏病，最好进行详细的检查。正确区分巴塞多氏病和无痛性甲状腺炎，最有效的方法是进行放射性碘摄取率检查：巴塞多氏病多显示为30％~80％，无痛性甲状腺炎的数值多在5％以下。

无痛性甲状腺炎即使不进行特别的治疗，2~3周至数月症状也会有所改善。几乎没有疼痛，也不会出现巴塞多氏病的症状。大多数无痛性甲状腺炎可以自愈，有症状时进行观察就可以。

巴塞多氏病和无痛性甲状腺炎的症状和检查结果情况

症状、检查	巴塞多氏病	无痛性甲状腺炎
功能亢进的症状	大多症状明显	大多是轻度
眼球突出	明显突出的占20%~30%	看不出来
颈前部肿大	可以看出，有时肿大明显	很小
经过	显示功能亢进引起的症状，不能自愈	功能亢进引起症状后，可能变成功能低下症，几乎可以自愈
FT4（22页）	高值	高值
TSH（22页）	低值	低值
TRAb（34页）	阳性	阴性
放射性碘吸收率（24页）	高值	低值

根据症状容易误认为巴塞多氏病。为了正确的区分，可以做放射性碘吸收率检查

即使胎儿由母体而患甲状腺功能亢进症，分娩后可以治疗

"巴塞多氏病的孕妇容易流产""妊娠中不能服用治疗甲状腺疾病的药"等围绕妊娠、分娩的科学性根据信息，现在仍不很明确。本书结语会对有关甲状腺的疾病和妊娠、分娩关系进行详细的说明，在这里先对母亲的甲状腺疾病会不会传给胎儿的问题进行说明。

例如，母亲患巴塞多氏病，妊娠中促甲状腺激素受体抗体（TRAb）会通过胎盘传给胎儿。因此，胎儿出现甲状腺功能亢进的症状。

不过，遗传胎儿的TRAb，在新生儿诞生1~2个月后开始消失。因此，新生儿几乎不会患巴塞多氏病。

若母亲患巴塞多氏病，则在分娩后1周内进行新生儿血液检查。如果新生儿的甲状腺功能正常，可以判断不会有患巴塞多氏病的可能性。

如果孩子患甲状腺功能亢进，要积极地进行适当准确的治疗，但这也需要一定的时间。

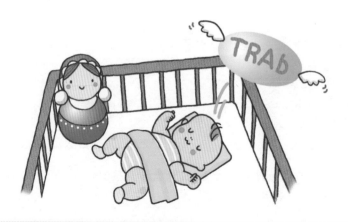

第4章

The fourth chapter

甲状腺功能异常引起其他疾病

除了巴塞多氏病和桥本氏病之外，还有甲状腺功能异常引起的其他疾病。出现什么样的症状？应该进行怎样的治疗？

其他的甲状腺功能低下症

治疗其他疾病时引起的甲状腺功能低下

甲状腺功能低下也有可能是在治疗其他疾病时伴随发病的。

一种情况是治疗巴塞多氏病后出现甲状腺功能低下。服用抗甲状腺激素药没有效果时，会考虑做手术切除甲状腺的一部分以改善甲状腺激素分泌过多。这个时候，如果切除的甲状腺过多后，会有引起甲状腺功能低下的危险（58页）；如果剩下的甲状腺不超过2克，几乎可以确认会引起甲状腺功能低下；如果进行甲状腺全部摘除手术后（122页），可以确定出现甲状腺功能低下。

同样巴塞多氏病进行的核素（放射性碘）治疗的时候，因为效果过强后会出现甲状腺功能低下（52页）。

另一种情况是干扰素治疗方法引发甲状腺功能低下。干扰素是一种能抑制病毒或肿瘤繁殖作用的蛋白质，经常在治疗丙型肝炎和恶性肿瘤的时候使用。干扰素抑制病毒繁殖的作用可以增加免疫力，因此，自身免疫系统活性增加，会出现攻击甲状腺细胞等情况。通过攻击甲状腺细胞，引起甲状腺功能损伤，从而引起功能低下。不过也有报告显示，使用干扰素甲状腺功能低下的发生率不足10%。

除桥本氏病之外的甲状腺功能低下症

甲状腺功能低下症分为甲状腺本身引起的"原发性"疾病和垂体、下丘脑引起的"继发性（中枢性）"疾病

种类	异常出现的位置	主要原因
原发性	甲状腺	●特发性黏液水肿 — 原因不明使甲状腺被破坏萎缩，出现和桥本氏病一样的甲状腺功能低下，特点是颈部没有肿大
		●手术后的功能低下 ●核素治疗后的功能低下 — 通过甲状腺功能亢进的治疗，也会出现和桥本氏病一样的功能低下
		●干扰素治疗后的功能低下 — 通过干扰素的病毒繁殖抑制作用，激活自身免疫系统，攻击甲状腺细胞而引起
		●其他、恶性淋巴瘤等
继发性	垂体、下丘脑	●希恩症候群 ●垂体肿瘤 ●垂体手术后 ●放射线治疗后 — 垂体的促甲状腺激素（TSH）的分泌下降，造成甲状腺激素不足而引起

原发性和继发性的甲状腺功能低下——甲状腺激素分泌减少疾病

甲状腺的作用减弱，甲状腺激素分泌减少而出现的疾病有"原发性甲状腺功能低下症"和"继发性甲状腺功能低下症"。

甲状腺自身的原因引起的原发性甲状腺功能低下症的代表性疾病是桥本氏病。而由于控制甲状腺激素功能的下丘脑或垂体的疾病引起的则是继发性甲状腺功能低下症。这种疾病，甲状腺自身没有异常，而是与促甲状腺激素（TSH）的分泌有关的下丘脑和垂体出现异常，因此也称其为"下丘脑黏液性水肿"。

此外，产妇分娩时由于某种原因引起大量出血，垂体血流运行不畅，功能异常，结果会导致出现促甲状腺激素（TSH）分泌减少的"席汉综合征"，也是继发性甲状腺功能低下的一种。

如果控制内分泌腺的大脑部分出现问题，不只会出现促甲状腺激素的分泌减少，促性腺激素和促肾上腺皮质激素分泌也减少，还会出现脱毛、闭经等症状，也是不孕的原因之一。

治疗原发性甲状腺功能低下和继发性甲状腺功能低下的一般方法是口服甲状腺激素类药，补充甲状腺激素。

原发性和继发性甲状腺功能低下的原因

甲状腺功能低下症分为以下两大类

原发性甲状腺功能低下症	继发性甲状腺功能低下症
●原因是甲状腺的疾病 甲状腺的功能本身低下，甲状腺激素的分泌减少而引起	●原因是下丘脑、垂体的疾病 控制甲状腺功能的下丘脑、垂体的疾病伴随发病

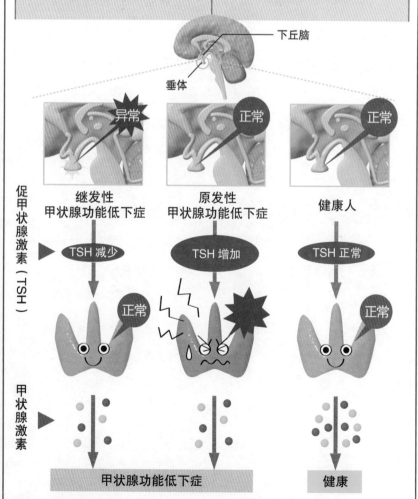

下丘脑

垂体

异常	正常	正常
继发性 甲状腺功能低下症	原发性 甲状腺功能低下症	健康人

促甲状腺激素（TSH）

TSH 减少	TSH 增加	TSH 正常
正常	正常	正常

甲状腺激素

甲状腺功能低下症	健康

克汀病（呆小病），先天性甲状腺功能低下——女孩多发的先天性疾病

克汀病是由于先天性甲状腺偏小、功能障碍等原因引起甲状腺激素作用消失的疾病。

对于胎儿和新生儿来说，甲状腺激素对发育、成长是不可缺少的激素。如果这个时期甲状腺激素不足，婴儿会出现认知机能、身体发育障碍，出生数月后，脸部会出现两眼距离长、嘴唇厚、鼻宽等症状。随着成长，会继续出现手足短、腹部膨隆、内脏发育不良等。

克汀病的有无可以通过新生儿普查（出生后5日内采血）发现。经普查，日本每8 000人中有1人患病，患儿如果在出生后3个月以内开始治疗，则可以恢复正常发育。由于日本新生儿普查制度的绝对有效性，克汀病新生儿发病直线减少，目前患儿的数量仍在下降。

虽然克汀病的发病原因尚未明确，但改善甲状腺激素的不足是此病治疗的要领，治疗方法和成人的甲状腺功能低下症一样，需口服甲状腺激素类药物。

如果诊断为克汀病，则需要终身服用甲状腺激素类药。因此要长期随诊，在医生的适当治疗下，根据年龄和成长阶段调节药量，并观察病情。

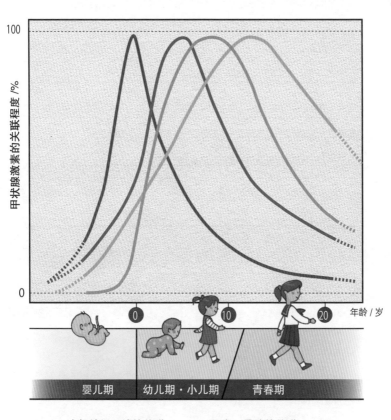

孩子发育阶段各组织器官和甲状腺激素的关联

100

甲状腺激素的关联程度 /%

0

⓪　　　　⑩　　　　⑳　　年龄 / 岁

婴儿期　　　幼儿期·小儿期　　　青春期

━━ 中枢神经系统的关联　　　　━━ 肌肉、骨骼的关联
━━ 牙齿的关联　　　　　　　　━━ 下丘脑、垂体成熟的关联

（参考:桥爪洁志所著的《小儿甲状腺疾病的检查和鉴别诊断》,由最新医学社《甲状腺疾病》收录）

甲状腺激素是发育成长不可缺少的激素，克汀病是出生时就没有或甲状腺很小，没有生成激素的酶等原因而发病。这种情况需要医生指导服用甲状腺激素药

其他引起甲状腺炎症的疾病

急性化脓性甲状腺炎 —— 感染细菌引起的疾病

甲状腺的周边组织受到细菌感染化脓的疾病，称为"急性化脓性甲状腺炎"。细菌是通过咽喉内部的管（咽部梨状窝）进行感染。

感染后出现类似感冒的症状和扁桃体炎，甲状腺左叶肿大（左叶肿大占90%）；伴随疼痛会出现甲状腺功能一过性上升，但很快会恢复正常状态。急性化脓性甲状腺炎多见于15岁以下小儿，成年人比较少见，20岁以上的成年人患亚急性甲状腺炎（96页）的可能性较高。

该疾病可通过口服钡餐进行咽喉食管透视的影像学检查，查看瘘管的状态。只有急性化脓性甲状腺炎的患者能看到其瘘管，此时应考虑是病变引起的异常。

使用抗生素可以治疗急性化脓性甲状腺炎，不过复发的例子也不少见。

化脓严重的时候，必须切开挤出脓液。如果切开后再次复发，可以进行手术切除细菌的感染路径——窝窦。如果完全摘除，可以说没有复发的可能性。

急性化脓性甲状腺炎的原因和症状特点

急性化脓性甲状腺炎是细菌造成感染引起炎症

细菌在咽部梨状窝凹陷处，通过甲状腺管，细菌感染引起炎症

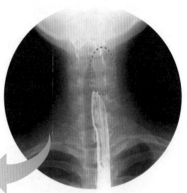

炎症 !!

90% 引起左叶肿大

咽部梨状窝瘘的造影图像
画面细长的部分是咽部梨状窝，通向甲状腺位置

症状是

发病主要在15岁以下，成年人发病罕见

发热

免疫系统的作用出现发热

扁桃体炎

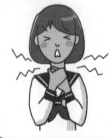

细菌感染造成扁桃体出现炎症

颈部、咽喉疼痛

甲状腺的肿胀造成压痛（压迫时产生疼痛）

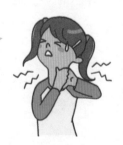

细菌造成化脓性膨胀，但甲状腺功能大致正常

亚急性甲状腺炎 —— 甲状腺的"感冒"

亚急性甲状腺炎是病毒感染引起炎症，可以称为甲状腺的"感冒"。多见中年女性，几乎不见于小儿。

此病大多是感冒引起，出现甲状腺变硬肿大同时伴有疼痛出现。症状严重的时候，也会累及到后头部疼痛。肿大可以在甲状腺中移动，可能从左叶到右叶，也可能从右叶到左叶，或者整体肿大。

因为出现甲状腺炎症，细胞组织被破坏，被储藏的甲状腺激素的分泌一时增高。因此，出现心悸、呼吸困难等巴塞多氏病的症状，当甲状腺激素的储藏用完后开始出现甲状腺功能低下症状。不过甲状腺功能在1~2个月后可恢复到正常范围，症状也随之消失。

单从血液中的甲状腺激素的量是无法区别巴塞多氏病。此时，在诊断亚急性甲状腺炎时，则可以进行放射性碘摄取率检查。炎性病变甲状腺几乎不摄取碘，以此就可以和巴塞多氏病区分。另外还可以进行红细胞沉降率检查，以确定诊断。

虽然是病毒感染引起的发病，但具体是什么病毒还不能明确。因此，用对症治疗的方法口服具有抗炎作用的肾上腺皮质激素有一定效果。因为服用时间仅1~2个月，所以不用担心激素带来的副作用。

亚急性甲状腺炎的原因和症状特点

亚急性甲状腺炎是病毒感染引发的炎症，像是甲状腺"感冒"一样

不用担心像流感病毒一样传染给别人

炎症!!

炎症涉及整个甲状腺

症状是

多见中年女性，几乎不见于小儿

甲状腺肿大、疼痛

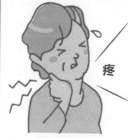

疼

甲状腺处生成的肿块部分，出现压痛（压迫时出现疼痛）

高热

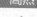

感染后首先发热，出现咽喉疼痛

心悸、呼吸困难

甲状腺细胞被破坏，甲状腺激素在血液中流动，出现心悸、呼吸困难等症状

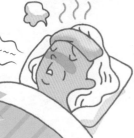

也会出现甲状腺功能低下症，但1~2个月恢复正常，症状消失

不能根据自己的判断而擅自停药

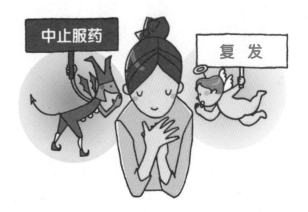

甲状腺激素类药是非常有效的药物。服用后，颈部的肿大可以减小，身体的不适症状都可以得到改善。如果在这个时候，禁止因为"症状已经消失了，没必要继续服药"而擅自停药。

通过一段时间的口服药物，甲状腺激素会在体内维持1～2周，如果停止服药，身体不会立刻出现不适。

2～3周以后，甲状腺激素减少，实际上已回到治疗前的状态。但是，停药后患者不会立刻出现症状，所以很多人不会认为是因为停止服用激素补充治疗才再次出现症状。

甲状腺激素类药，再怎么也只是为了补充甲状腺激素。即使服用甲状腺激素类药物，并不能彻底治愈甲状腺功能低下，更不要说治愈桥本氏病。患者需要在完全理解的同时，长期持续药物治疗才是处理桥本氏病最好的方法。

甲状腺肿瘤疾病

一般大家都会认为肿瘤等于癌症，但事实并不如此，且甲状腺癌大多性质稳定，进展缓慢。如果采取正确适当的治疗，几乎都可以康复，就抱着能够治愈的心态治疗吧。

甲状腺肿瘤分为良性和恶性

区分良性和恶性很重要

甲状腺肿大分为"弥漫性"和"局部性"两种。

弥漫性是甲状腺整体肿大。弥漫性甲状腺肿若只是单纯甲状腺肿大，甲状腺激素水平正常，则称为"单纯性弥漫性肿"。

局部性是甲状腺的一部分出现肿块（结节），也称为"结节性甲状腺肿"（104页），一般情况是只出现肿块，甲状腺功能保持正常。结节性甲状腺肿分为良性和恶性，良性的时候，如果没有自觉症状，可以不用立刻治疗，观察疾病进展就可以。

结节性甲状腺肿最需要注意的是恶性（癌）类型。为了可以早期发现，早期治疗，重要的是可以尽早辨别出甲状腺肿是良性或恶性。

如果是恶性，大多数甲状腺癌进展缓慢，称为平稳的癌症。一边观察病情一边治疗，如果可以在最佳时机进行手术治疗，治愈率是非常高的，所以保持良好心态，积极治疗。

不过，其中也有进展速度很快的未分化癌症（116页）。如果判断是未分化癌症，刻不容缓，需要立刻治疗。接下来详细解说有关甲状腺的肿瘤疾病。

良性和恶性的区分 —— 局部性甲状腺肿

局部性甲状腺肿

甲状腺一部分出现肿块的总称，有良性和恶性之分

良性

良性

恶性

癌

良性的三种类型

1 甲状腺腺瘤

2 结节性甲状腺肿

3 甲状腺囊肿

单个肿块

多为多个肿块

袋状的东西中储存细胞液等

甲状腺的超声波检查图像（断面）

●正常的甲状腺●

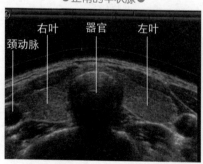

●发生肿瘤的甲状腺●

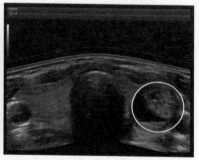

从超声波的图片上看，右图甲状腺左叶有一个肿块（白圈内）

单纯性弥漫性甲状腺肿——青春期多见，没有必要治疗

单纯性弥漫性甲状腺肿是指只出现甲状腺整体肿大，甲状腺功能没有异常，没有出现疼痛等症状。

从年龄上来说，多见于成长期的年轻人。成长期新陈代谢旺盛，需要大量的甲状腺激素。为了供应甲状腺激素，甲状腺只能努力运作，分泌甲状腺激素，这样超负荷的工作造成了肿大。

大多数情况，这种甲状腺肿没有自觉症状，颈前肿大也没有变化，早晚会好，所以没有治疗的必要。

但是，青春期的孩子比较在意眼睛或颈前肿大的时候，为了补充甲状腺激素，可以服用少量的甲状腺激素药（左旋甲状腺素钠片剂），持续服用数月。但停止服药后肿大可能会复发，所以最好知道药物的效果也是一时的。

因为无法否定将来甲状腺功能在某些原因出现异常时可能会引起巴塞多氏病或桥本氏病，所以曾经诊断为单纯性弥漫性甲状腺肿的患者，治疗中应定期进行血液检查和超声波检查，查看甲状腺激素水平和颈前肿大的变化。

年轻人容易患单纯性弥漫性甲状腺肿

单纯性弥漫性甲状腺肿多见成长期的年轻人

长成大人了

你好

理由是……

成长期新陈代谢旺盛，身体需要摄取大量的甲状腺激素

激素大量产生

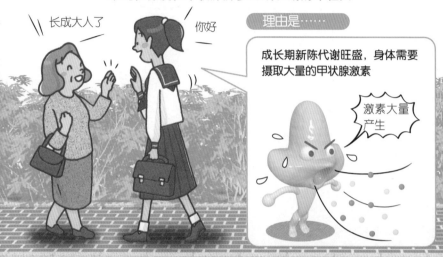

结果是

颈部不感觉粗吗？

甲状腺大量分泌激素的超负荷工作，成为甲状腺肿大的原因。但是，甲状腺功能没有异常

啊～～ 啊～～

好累

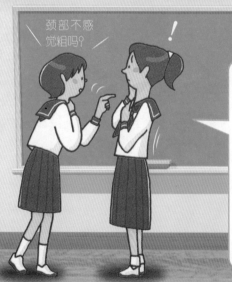

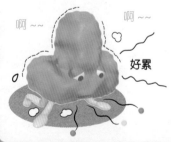

不能否定将来可能会患巴塞多氏病和桥本氏病，以及甲状腺功能出现异常

结节性甲状腺肿——甲状腺出现肿块的疾病

之前叙述过（100页），结节性甲状腺肿是指甲状腺上出现肿块（结节），有良性、恶性之分。良性的包括两种，根据类型不同，分为结节形成的"甲状腺肿"和腺瘤（属于良性上皮性肿瘤群肿瘤）形成的"腺瘤样甲状腺肿"。结节内部如果有液体，就称为"囊肿"。

1 甲状腺腺瘤——甲状腺的一侧出现一个肿块，大小不等，从触摸不到的很小的肿块到会引起颈部粗大的大肿块都有可能。

2 腺瘤样甲状腺肿——该类型占结节性甲状腺肿的60％，是最多的类型，是由于增生（甲状腺细胞增多状态）而形成的。虽然出现多个结节，但一般不会繁殖或转移。

3 甲状腺囊肿——大多在腺瘤样甲状腺中内出现，肿块的内部积满液体，液体颜色是黄色、咖啡色等。考虑可能是甲状腺腺瘤和腺瘤样甲状腺肿的变形物质。

多数结节都不会出现疼痛症状，将来也很少转变成恶性肿瘤，对日常的生活也没有什么影响。

结节性甲状腺肿的种类

1 甲状腺腺瘤

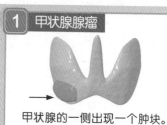

甲状腺的一侧出现一个肿块。肿块被很薄的皮包围着

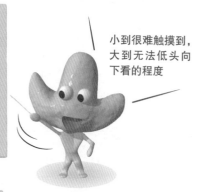

小到很难触摸到，大到无法低头向下看的程度

2 腺瘤样甲状腺肿

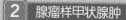

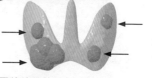

甲状腺整体组织变化，左右甲状腺出现 2 个以上肿块

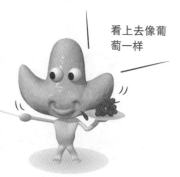

看上去像葡萄一样

3 甲状腺囊肿

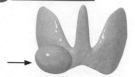

结节（肿块）内成液态

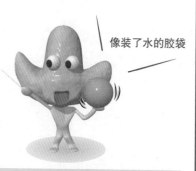

像装了水的胶袋

不论任何一种，都没有疼痛等自觉症状。不会变成恶性肿瘤，也不对生活有任何影响

良性无疼痛，肿块如果不变大很难留意

结节性甲状腺肿没有疼痛等自觉症状，"照镜子偶然发现颈部肿大""有时摸颈部的时候有肿块""被家族和朋友指出颈部肿大"……很多患者都是这样发现的。

没有自觉症状不代表不需理会，若结节变大，或有多个结节后，会压迫食管、气管等周边组织。但不会引起呼吸困难、吞咽困难等症状出现。

那么为什么会出现结节呢？虽然原因尚未明了，考虑可能是垂体分泌促甲状腺激素（TSH）的刺激后出现结节。据研究报告证实，这个时候，服用甲状腺激素类药后，抑制TSH的分泌，可使结节变小。但是，一般只能减小20%左右，所以说结节出现的原因不是唯一的。

结节性甲状腺肿需要注意的是向甲状腺癌症等恶性肿瘤的转变。因此重要的是区分良性和恶性。接下来会详细解说两者的鉴别。

一听到癌症很多人也许会感到不安，但甲状腺癌症（124页）即使是恶性，与其他的癌症相比大多性质稳定，进行适当的治疗，是很容易治疗的癌症。

结节性甲状腺肿不容易发现

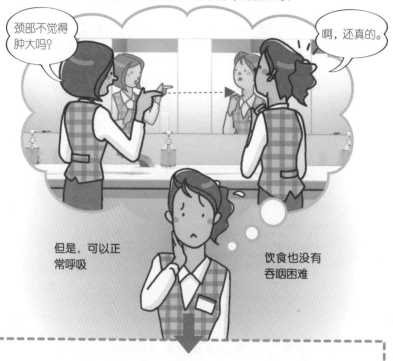

结节性甲状腺肿没有疼痛等自觉症状

颈部不觉得肿大吗?

啊,还真的。

但是,可以正常呼吸

饮食也没有吞咽困难

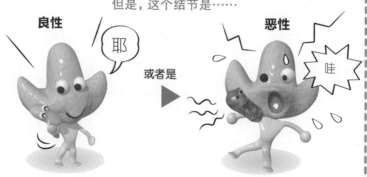

但是,这个结节是……

良性

耶

或者是

恶性

哇

虽说没有自觉症状,但不能轻视。重要的是分清结节是良性还是恶性

肿块的良性和恶性治疗有很大的区别

对良性或恶性肿瘤最基本的鉴别是依靠医生的触诊。良性的肿瘤表面润滑有弹性，触感紧绷绷的；而恶性的肿瘤是表面凹凸不平没有弹性，大多黏附在周边组织，触摸时无法判断其边缘。

因为有这样的不同，良性和恶性肿瘤依靠触诊可以初步区分。但是，肿瘤小的时候，触诊并不会发现。这个时候，就需要进行超声波检查（28页）和穿刺吸取细胞学检查（36页）。

超声波检查首先确认肿瘤的存在，并查看其性状和对周围组织的影响等。因此可以辨别触诊无法发现的大小为数毫米的肿瘤，得知肿块的性状，对癌症的早期发现非常有效。

右页公布了日本超声波学会制定的甲状腺肿瘤良性及恶性的诊断标准。进行超声波检查可以正确区分几乎90%的肿瘤是良性还是恶性。

另外，穿刺吸取细胞学检查是摄取肿瘤细胞后由病理专科医生用显微镜检查。通过细胞学检查，发生频率较高的乳头状癌症（116页）几乎能得到100%确诊，所以可以说细胞学检查在区分良性和恶性时起到决定性的作用。

一般情况下，超声波检查和穿刺吸取细胞学检查就可以确实诊断疾病（第2章）。

区分肿瘤良性、恶性的诊断标准

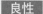

触诊诊断良性、恶性的标准

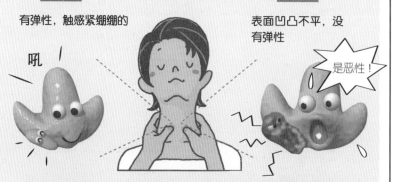

良性

有弹性，触感紧绷绷的

恶性

表面凹凸不平，没有弹性

是恶性！

超声波检查诊断良性、恶性的标准

良性 / 恶性	形状	周边组织和边缘		肿瘤内部的样子	
		明显程度	性状	性状	特点
良性	完整	明显	平滑	均匀	粗大、单发
恶性	不完整	不明显	粗糙	不均匀	微细、多发

根据日本超声波医学会"甲状腺肿瘤（结节）诊断标准"基准制成

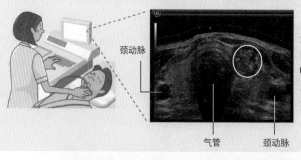

颈动脉

气管　颈动脉

通过查明肿瘤的个数、性状（白色部分）、肿瘤自身的状态进行判断

穿刺吸取细胞学检查诊断良性、恶性的标准

吸取的肿瘤组织用显微镜观察，可以查明肿瘤的性状和细胞变化的状态以判断

良性甲状腺肿瘤的治疗方法

药物治疗 —— 服用甲状腺激素药物

良性肿瘤如果没有症状可以不需要立刻治疗，对身体不会有不良影响，但是不等于可以置之不理。即使起初是良性肿瘤，谁也不能断言绝对不会变成恶性。因此，治疗要领是使结节不增大，然后尽量使结节变小。

治疗方法是服用甲状腺激素类药（左旋甲状腺素钠片剂），服用药物后，血液中甲状腺激素浓度增高，抑制促甲状腺激素（TSH）的分泌。这样就可以预防肿瘤发生和繁殖。

由于出现结节的原因不只是TSH的刺激引起的，所以实际上，通过甲状腺激素类药的作用将肿块大小减小一半的患者不超过20%；结节大幅度减小，触摸感觉不到的更是只有5%。因此，服用甲状腺激素类药半年左右，需要观察病情变化并确认是否有效果，从而决定接下来的治疗方法，如是否需要手术等。

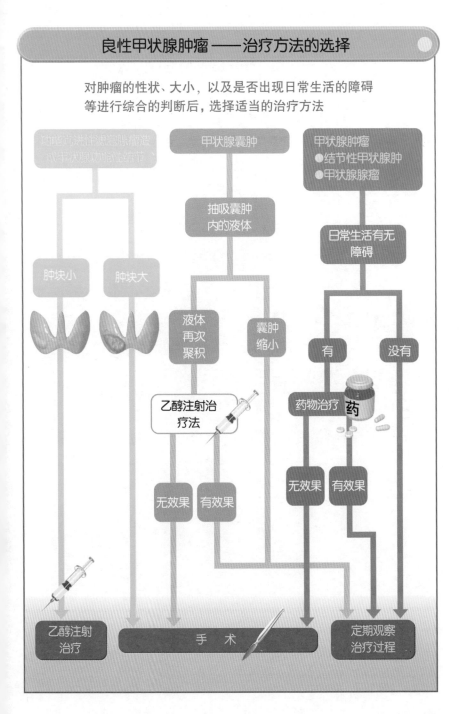

良性甲状腺肿瘤 —— 治疗方法的选择

对肿瘤的性状、大小，以及是否出现日常生活的障碍
等进行综合的判断后，选择适当的治疗方法

功能亢进性滤泡腺瘤或
或甲状腺功能性结节

甲状腺囊肿

甲状腺肿瘤
●结节性甲状腺肿
●甲状腺腺瘤

抽吸囊肿
内的液体

日常生活有无
障碍

肿块小   肿块大

液体
再次
聚积   囊肿
缩小

有   没有

乙醇注射治
疗法

药物治疗 药

无效果 有效果

无效果 有效果

乙醇注射
治疗   手 术   定期观察
治疗过程

111

注射乙醇治疗 —— 受到关注的最新治疗方法

良性肿瘤的囊肿是指肿瘤组织的内部有液体存在。如果抽出液体，囊肿会减小，但是没有解决液体聚积的根本问题，即使抽出液体也可能再次聚积。因此，用乙醇使甲状腺细胞固定治疗囊肿，称为"注射乙醇治疗方法"。

乙醇就是酒精，具有固定构成细胞蛋白质的性质，注射高浓度乙醇到患部后，使其坏死固定，有抑制液体的蓄积和出血的效果。

这种治疗方法曾被用在治疗肝癌疾病，效果良好。最近也适用于良性的甲状腺肿瘤，被评价为新的治疗方法。

乙醇注射治疗法是用超声波确认患部同时用注射器向患部注入乙醇。注射需要数分钟，不需要麻药就可以进行，伴有轻微的疼痛。

这种方法优点是在颈部不会留下任何伤痕，可以门诊治疗，对身体的侵害少，并且几乎没有任何副作用，在进行手术或核素（放射性碘）治疗后，也可以反复使用。但是无法证明比手术效果好。

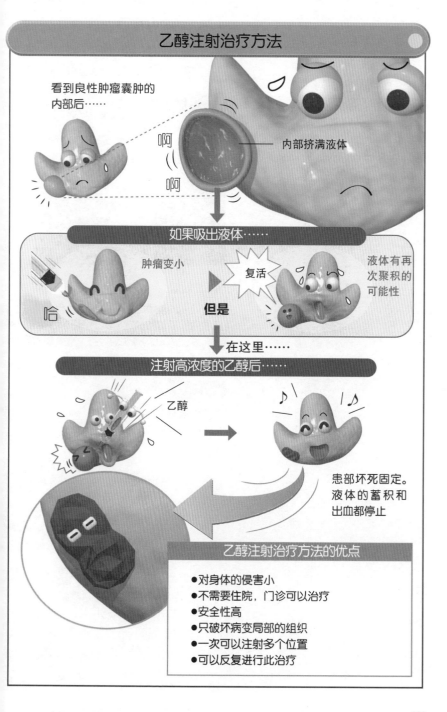

乙醇注射治疗方法

看到良性肿瘤囊肿的内部后……

啊啊

内部挤满液体

如果吸出液体……

肿瘤变小

哈

但是

复活

液体有再次聚积的可能性

在这里……

注射高浓度的乙醇后……

乙醇

患部坏死固定。液体的蓄积和出血都停止

乙醇注射治疗方法的优点

- 对身体的侵害小
- 不需要住院，门诊可以治疗
- 安全性高
- 只破坏病变局部的组织
- 一次可以注射多个位置
- 可以反复进行此治疗

手术治疗——良性肿瘤也有需手术治疗的情况

即使是良性的肿瘤，也有需进行手术的情况。手术不只是切除肿瘤，也为了预防复发，同时对周边的甲状腺组织液进行切除。需要进行手术的主要有以下三种情况。

情况 ① 肿瘤过度增大的时候

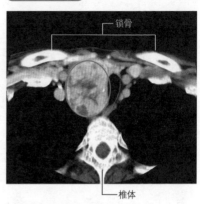

纵隔内甲状腺肿瘤的 CT 图像
增大的肿瘤到达胸部周围，出现纵隔内甲状腺肿（红圈内）下垂的情况，压迫周围组织引起功能障碍。为了不让病情更加严重，需要手术治疗

情况 ② 发生肿瘤使甲状腺功能亢进的情况

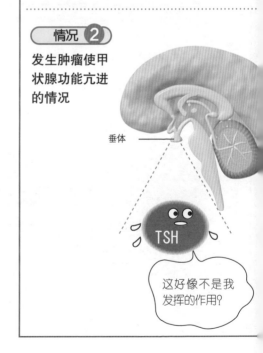

这好像不是我发挥的作用?

情况 **3**

判断良性、恶性困难的时候

各种各样的检查可以得到支持良性的数据，但也有不能否定恶性的时候。例如，恶性肿瘤的髓样癌症（117页）中确定良性肿瘤比较困难。若诊断有不确定时，手术可以帮助诊断并治疗

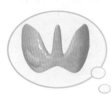 是哪个？

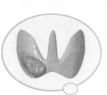

嗯？

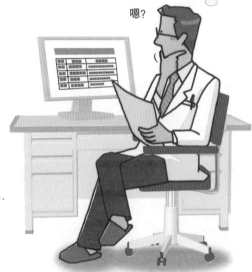

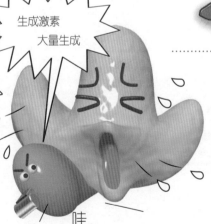

生成激素
大量生成

哇

和垂体的促甲状腺激素（TSH）的作用不同，出现有独自生成甲状腺激素性状的结节可使甲状腺功能亢进（功能亢进性滤泡腺瘤）。功能亢进性滤泡腺瘤用抗甲状腺药不能治愈，所以需要手术

现在，手术治疗可以切除仅病变的最少部分，原则是尽量保留正常组织

甲状腺恶性肿瘤（甲状腺癌）的种类和治疗方法

甲状腺癌有五种类型

甲状腺的肿块（结节）中，是癌症的概率约20%。甲状腺癌多见于女性，是男性的5倍。和其他脏器的癌症相比较，甲状腺癌的进展程度是非常慢的，病情一般稳定，通过手术等治疗可以治愈。

甲状腺癌分为"乳头状癌""滤泡癌""髓样癌""未分化癌""恶性淋巴瘤"五种。

乳头状癌、滤泡癌、髓样癌是癌细胞成熟进展缓慢的"分化癌"。那么分化癌和未分化癌有什么区别呢？简单地说一说。

人的身体是由一个个细胞组成，细胞经过很多步骤，成为有一定结构和作用脏器或组织。

甲状腺的细胞则是从甲状腺干细胞到甲状腺母细胞、前甲状腺细胞，再到甲状腺细胞。

初期的干细胞是年轻细胞在没有完全分化的未分化状态中细胞不断地反复分裂，这个阶段生成的癌症称为"未分化癌"。另一方面，甲状腺细胞的阶段分化程度很高，虽然不会迅速成长，这个阶段生成的癌症称为"分化癌"。也就是说，分化程度越高（成熟度高），越不容易转移，恶性程度也低。大多数的甲状腺癌症是恶性程度较低的分化癌。

甲状腺癌的种类和发病比例

甲状腺癌大多数是恶性程度低的分化癌，也有罕见的恶性未分化癌

分化癌

甲状腺癌较多的是乳头状癌、滤泡癌、髓样癌三种

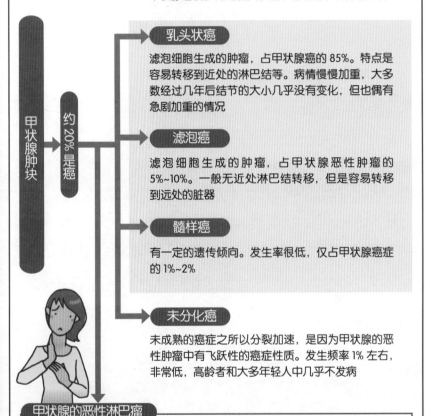

甲状腺肿块 → 约20%是癌

乳头状癌

滤泡细胞生成的肿瘤，占甲状腺癌的85%。特点是容易转移到近处的淋巴结等。病情慢慢加重，大多数经过几年后结节的大小几乎没有变化，但也偶有急剧加重的情况

滤泡癌

滤泡细胞生成的肿瘤，占甲状腺恶性肿瘤的5%~10%。一般无近处淋巴结转移，但是容易转移到远处的脏器

髓样癌

有一定的遗传倾向。发生率很低，仅占甲状腺癌症的1%~2%

未分化癌

未成熟的癌症之所以分裂加速，是因为甲状腺的恶性肿瘤中有飞跃性的癌症性质。发生频率1%左右，非常低，高龄者和大多年轻人中几乎不发病

甲状腺的恶性淋巴瘤

本来，甲状腺淋巴组织生成的癌症是非常罕见的。有桥本氏病可能伴随发生肿瘤，最初阶段甲状腺的肿大方式和桥本氏病很相似，区别困难，会有急剧加重，开始认为是桥本氏病，后来诊断是恶性淋巴肿瘤的情况不少见。甲状腺整体增大，强烈压迫颈部，用放射线、抗癌药治疗治疗可以使其缩小

甲状腺恶性肿瘤很少危及生命

癌症给人的感觉是非常危及生命的疾病，但甲状腺癌危及生命的严重程度只有不足2%。大多数甲状腺癌症有5~10年缓慢的成长，早期发现绝对不是难事，使用手术、抗癌药等适当的治疗的情况较多，有治愈的可能性。

甲状腺癌的种类和发病比例在前面进行了说明，其约85%是乳头状癌，也是分化癌之一。

乳头状癌是进展非常缓慢的癌症，如果在最佳时机进行手术，治愈率非常高，称为"良性癌症"，且预后良好。虽然该类型癌症不会突然加重，但也不能置之不理，需要进行定期的检查。

乳头状癌多见女性，是男性的5倍，但对妊娠、分娩、哺乳没有影响。一般情况下，年轻人的癌症症状严重，进展速度快，但甲状腺癌中，相比较50岁以上的中老年人群多见恶性程度高的未分化癌，年轻人群多见恶性程度低的分化癌（乳头状癌或滤泡癌）。

当然，其中也有恶性程度高、进展速度快的未分化癌。虽然发生频率低，但是如果发生，刻不容缓，需要立刻手术治疗。

乳头状癌的特点

乳头状癌是进行缓慢的癌症，被称为治愈率高的"良性癌症"

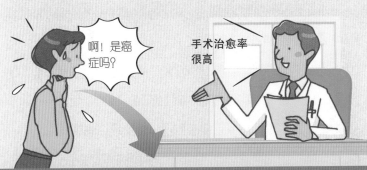

啊！是癌症吗？

手术治愈率很高

特点是……

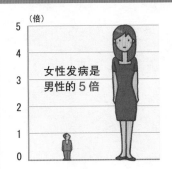

（倍）
5
4
3
2
1
0

女性发病是男性的 5 倍

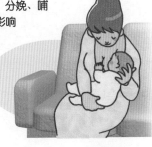

对妊娠、分娩、哺乳没有影响

一般坏

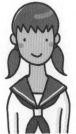

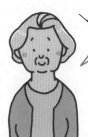

非常坏

年轻人群多见恶性程度低的分化癌

中老年人群多见恶性程度高未分化癌

因为乳头状癌进展缓慢，如果早期发现、适当治疗，治愈率非常高

穿刺吸取细胞学检查可以确定是否是癌症

一般情况，确定甲状腺癌可以进行触诊（20页）、超声波检查（28页），必要时进行CT或MRI检查。

大多情况，这些检查基本可以诊断疾病，但为了确定诊断和明确癌症的类型，可以进行穿刺吸取细胞学检查。

穿刺吸取细胞学检查是直接吸取细胞查看是否出现细胞的癌化（36页）。这个检查用超声波检查装置确定病变部位的同时进行检查（超声引导下细针穿刺吸取细胞）。因为针刺的位置、方向等用图像确认，所以安全性高，可以正确地穿刺并吸取细胞。穿刺吸取出的细胞，由病理专科医生查看是否有细胞组织的病变后，最终进行判定。通过此项检查，可以了解肿瘤的良性或恶性，因为几乎可以确诊是否是乳头状癌，所以可以说是甲状腺癌症诊断决定性的检查。

但是，有时候即使进行穿刺吸取细胞学检查也无法进行判断，或者无法否定恶性癌症出现这样的情况，就需要住院进行手术，通过显微镜查看切取的肿瘤，分析病理特性以确定是否是癌。

那么，如果被确诊为癌症，应该进行什么样的治疗呢？让我们接着看。

鉴别甲状腺癌的检查

甲状腺癌几乎没有自觉症状。因此，首先是确认肿块的存在，接着进行检查确认良性还是恶性

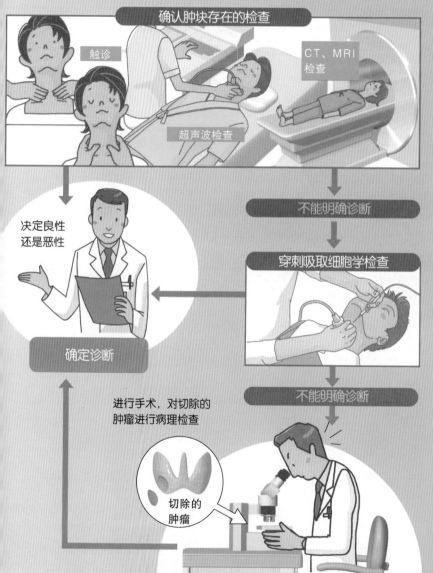

确认肿块存在的检查

触诊

超声波检查

CT、MRI
检查

不能明确诊断

穿刺吸取细胞学检查

决定良性
还是恶性

确定诊断

进行手术，对切除的
肿瘤进行病理检查

切除的
肿瘤

不能明确诊断

甲状腺癌的治疗方法①——手术治疗，治疗的标准

甲状腺癌除了未分化癌，几乎是性质良好的癌症。治疗的基本方法是手术切除。因为大多数的甲状腺癌症进展缓慢，所以手术治愈的可能性非常高。

手术需根据癌症的部位和数量决定切除的大小。因此，如何切除甲状腺有三种方法。

1 叶切除——只切除甲状腺一部分的手术，适用于肿瘤在一侧，右叶或者左叶。尽量保留可以保留的部分，不损害甲状腺功能。

2 部分切除——只保留一部分，摘除大半部分甲状腺的手术。能否100%保证甲状腺的功能，取决于切除方法。

3 全切除——切除全部甲状腺的手术，适用于癌症扩散到整个甲状腺的情况。手术后会出现甲状腺功能低下症，失去甲状腺功能，需要终身口服甲状腺激素补充治疗（80页）。

甲状腺的周围有重要的神经和血管组织。为了尽量避免损伤神经血管，手术时需要万分注意。

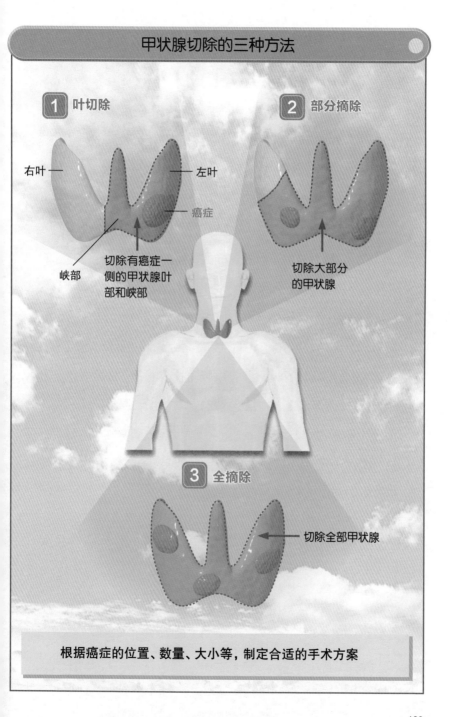

甲状腺切除的三种方法

1 叶切除

右叶 — 左叶

癌症

峡部

切除有癌症一侧的甲状腺叶部和峡部

2 部分摘除

切除大部分的甲状腺

3 全摘除

切除全部甲状腺

根据癌症的位置、数量、大小等，制定合适的手术方案

了解手术后的并发症

有很多患者为手术后的并发症、后遗症感到不安，如果早期发现，早期手术，就可以不用担心。如果可以在早期进行手术，切除部位也会减少，可以维持甲状腺的功能。

但是，如果癌症向周围扩散，手术后可能出现后遗症。

例如，癌症接近支配声带的神经（喉返神经），手术的时候可能会损伤喉返神经。喉返神经在甲状腺后面有两条，不论损伤哪一条都会出现声音嘶哑等功能障碍。如果两条都损伤后，则出现不能发声、呼吸困难的症状，必要时会切开器官。

另外，甲状腺全部摘除手术时也有连甲状旁腺（保持血液中钙离子浓度的作用）同时切除的情况。结果导致血液中钙离子浓度降低，引起搐搦发作，出现手足麻木、痉挛的症状。

即使在发病早期就进行手术，也不能断言再无复发的可能。只是不同于其他癌症，甲状腺癌的复发率较低，即使复发，由于较少出现急剧恶化的情况，如果再次手术，也同样有效。

手术后有可能发生的后遗症

如果是早期癌症的手术,因为切除部位很少,后遗症的发生也很少。但是,癌症加重会出现手术造成的后遗症

手术

支配声带的神经被损伤后

切除甲状旁腺

再手术

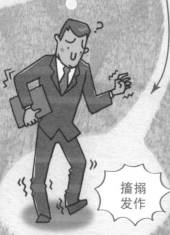

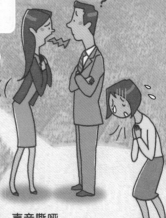

声音嘶哑,不能发声

呼吸困难

撂搦发作

血中的钙离子浓度降低,引起撂搦发作,出现手足麻木、痉挛的症状

癌症的复发

复发率虽然低,如果复发,可以再次手术

手术后返回职场的方法

手术的方法（叶切除、部分切除、全切除）不同，住院的时间也不一样，一般手术后大约1周就可以出院。

术后可能会感觉手术部位疼痛，但会一点点地减轻。手术后第1日就可以慢节奏的步行，逐渐适应身体的习惯。2~3周后可以进行简单的运动，禁止勉强的活动。

饮食方面，可以从粥等流食开始。只要是普通的食物，没有忌口。

沐浴根据伤口的状态而判定，最快也得是术后2~3日。水温适度，然后再逐渐恢复正常的沐浴。

何时返回学校或者职场，需要根据主治医生的建议而决定，全身几乎没有任何症状的状态下进行手术治疗，出院数日后就可以恢复学业或职场工作。叶切除手术切除部位小，术后没有全身症状1~2周后就可以工作、上学。

但是，如遇手术时全身症状强烈、手术时间较长的情况，需要一定恢复身体的时间。这段时间可以锻炼身体，为尽早回归社会职场做准备。

手术后的经过

根据手术的种类和规模等的不同，一般手术1周后可出院

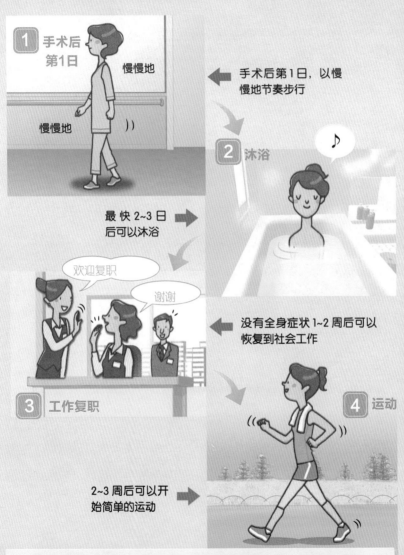

1 手术后
第1日

慢慢地

慢慢地

手术后第1日，以慢
慢地节奏步行

2 沐浴

最快 2~3 日
后可以沐浴

欢迎复职

谢谢

没有全身症状 1~2 周后可以
恢复到社会工作

3 工作复职

4 运动

2~3 周后可以开
始简单的运动

出院后可以进行正常的饮食、沐浴等日常生活，但是禁止快
速的恢复到手术前的生活方式

甲状腺癌的治疗方法②——放射线照射治疗，对未分化的癌症和恶性淋巴瘤的治疗有效

甲状腺癌中恶性程度最高的未分化癌症（116页），因为进展急速，早期发现、早期治疗较困难，且容易转移到其他脏器。因此，发现未分化的癌症后，半数癌症患者在半年内去世，1年以上生存率在10%以下。

这些癌症治疗的第一选择是手术治疗，与"放射线照射治疗"并行使用。为了与在巴塞多氏病的治疗法中介绍的服用核素（放射性碘）治疗（52页，可称为放射线内照射疗法）进行区别，这里把放射线照射癌症的治疗方法称为"放射线外照射治疗法"。具体方法是，用直线性加速器放射线照射装置烧死癌症细胞。这个装置是高能量X线治疗装置，是通常诊断用的X线装置出力热量的10~1 000倍的热量照射癌症，因此，对急速增大且容易转移到淋巴结或肺的未分化癌、恶性淋巴瘤的治疗是非常有效的。

另外，对于手术不能完全切除的分化癌，也适用此治疗方法。

因为未分化癌、恶性淋巴瘤的大小和转移状态千变万化，所以治疗方法也有所不同。根据不同的症状，可以考虑手术、放射线（外）照射治疗、药物疗法的配合使用，重要的是和主治医生相谈后，选择最适合的治疗方法。

放射线（外）照射治疗

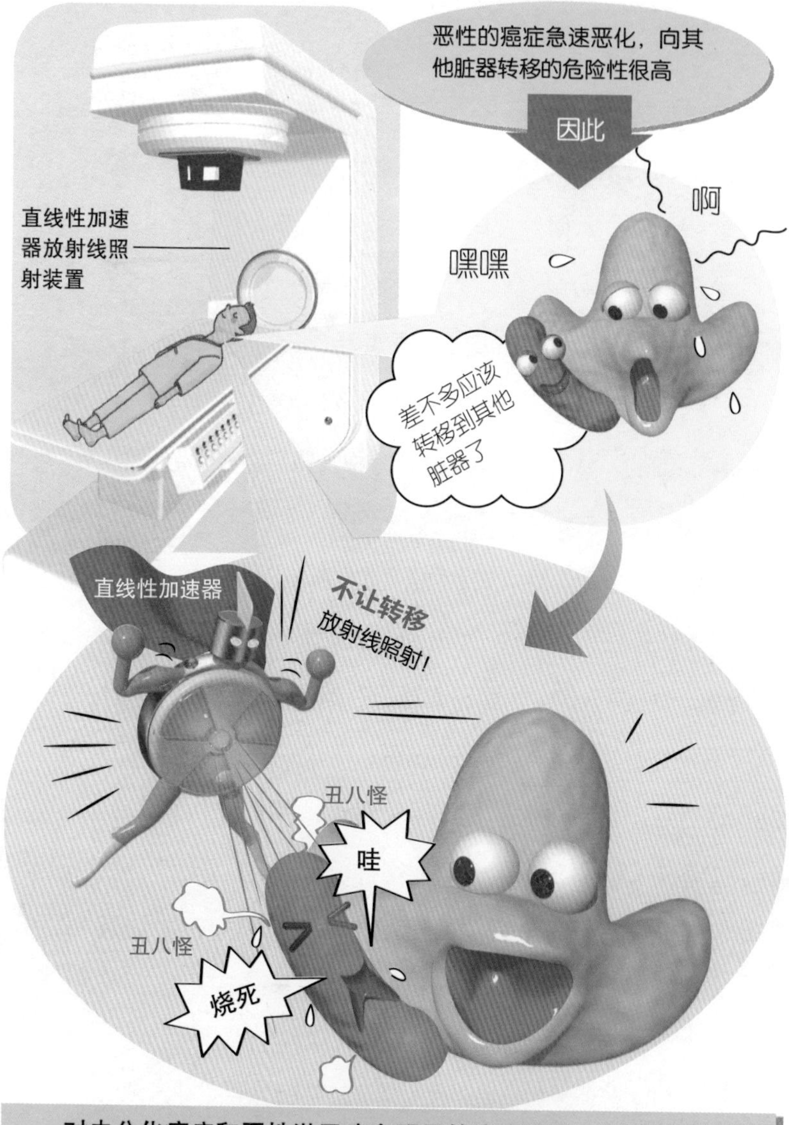

直线性加速器放射线照射装置

恶性的癌症急速恶化，向其他脏器转移的危险性很高

因此

啊

嘿嘿

差不多应该转移到其他脏器了

直线性加速器

不让转移
放射线照射！

丑八怪

哇

丑八怪

烧死

对未分化癌症和恶性淋巴瘤有明显的治疗效果，一般与手术和抗癌药合并治疗

甲状腺癌的治疗方法③——药物治疗和核素治疗，抗癌药或放射性碘治疗对抗癌症

恶性程度高的未分化癌症，如果手术完全切除癌细胞比较困难时，可以合并使用应用抗癌药的化学疗法。而且，恶性淋巴瘤不只是可以手术，放射线（外）照射治疗和服用抗癌药也有效果。重要的是早期发现，尽早治疗。

未分化癌症和恶性淋巴瘤的治疗使用的抗癌药有顺铂、阿霉素、VP-16、CHOP等。顺铂是铂类化合物，能阻碍肿瘤细胞繁殖，阿霉素有阻碍肿瘤细胞DNA合成的作用，VP-16亦有抗癌作用。治疗中通常不是用一种抗癌药，而是多种并用的综合治疗。

癌症如果出现骨、肺远端转移的时候，则进行治疗巴塞多氏病时使用的核素（放射性碘）治疗。已经介绍过分化癌的乳头状癌（116页）和滤泡癌（116页）是甲状腺的滤泡细胞肿瘤化的结果，肿瘤化的滤泡细胞吸取碘的性质仍有一定程度残留，这个性质连转移到肺部等的肿瘤细胞也存在。如果确认肿瘤出现了转移，首先应进行甲状腺的全部摘除，之后进行核素治疗。口服放射性碘胶囊后，碘在转移的癌组织处聚集，在肿瘤内部释放 β 射线，破坏癌细胞。因为 β 射线放射半径是0.7mm，非常短，所以对周围的组织不会有破坏。

手术后残留癌症或转移癌症有效的治疗方法

1 使用抗癌药的化学疗法

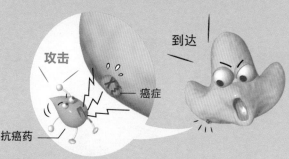

攻击

到达

癌症

抗癌药

未分化癌症、恶性淋巴瘤使用的主要抗癌药

顺铂	铂类化合物能阻碍肿瘤细胞的 DNA 复制，预防繁殖
阿霉素	一种抗生素，有阻碍肿瘤细胞 DNA 合成的作用
VP–16	阻碍肿瘤细胞的 DNA 复制的聚合酶，通过切断 DNA 作用达到抗癌效果

2 核素（放射性碘）治疗

癌症远端转移的时候

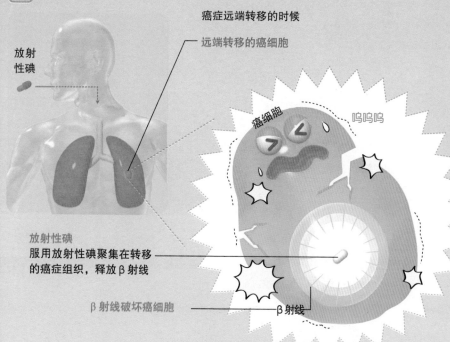

远端转移的癌细胞

放射性碘

癌细胞

呜呜呜

放射性碘
服用放射性碘聚集在转移的癌症组织，释放 β 射线

β 射线破坏癌细胞

β 射线

131

治疗的第一步是选择合适的医院和医生

甲状腺疾病的主要症状和其他疾病的症状相似的情况很多，所以往往甲状腺疾病的诊断不够及时。另外，甲状腺疾病的症状从全身到精神症状是各种各样的，即使诊断是甲状腺疾病，但是一般的内科医生可能无法充分治疗疾病并缓解精神压力。

为了早期发现，接受适当的治疗和指导，最重要的是去有实力的专业医院，进行诊查，再加上手术、药物、放射线照射等治疗，之后经过观察，因为复发、治疗、之后的疗养需要很长的时间，所以和医生取得信赖关系是非常重要的。

信赖的医院、医生的选择是走向成功的第一步。

选择医院的方法是首先查看大学医院或综合医院里有没有"甲状腺科""内分泌科"。诊疗科多的医院，可以安心地接受甲状腺专科医生的诊治。

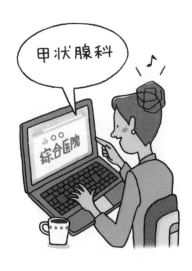

如何迎接生活才最好

即使有甲状腺疾病，也可以妊娠、分娩，没有任何问题。有甲状腺疾病的人，需要自己用心控制每天的日常生活。

致女性患者

安心地妊娠、分娩

女性患者对妊娠、分娩、育婴有很多的不安，会出现"是否可以生出健康的婴儿""分娩后是否可以用母乳喂养"等担忧。其实，这些担心是没有必要的。我们应对以下几点有些了解。

首先了解甲状腺疾病对母体的影响。甲状腺功能异常后会出现月经不调等情况，但只要接受适当的治疗，使血液中的甲状腺激素的浓度保持正常状态，妊娠、分娩是不会有任何问题。

接着是要知道药物对胎儿的影响。一方面，作为治疗桥本氏病等代表性甲状腺低下症而使用的甲状腺激素类药，因为几乎不通过胎盘，所以不用担心对胎儿有坏的影响。而另一方面，作为治疗巴塞多氏病（甲状腺功能亢进）而使用的抗甲状腺类药和甲状腺激素类药不一样，是可以通过胎盘的。不过，如果母亲的甲状腺功能正常，也不用担心胎儿的甲状腺功能。丙硫氧嘧啶（48页）几乎不会在母乳内出现，所以可以哺乳。

妊娠时需要注意的是，如果孕妇有甲状腺功能亢进，早产和流产的危险是一般孕妇的2倍。但是因为可以保持甲状腺激素功能，重要的是要听从医生的指示，坚持不懈地进行治疗。

妊娠前、妊娠期间的处理方法和注意点

基本是保持血液中甲状腺激素的浓度

妊娠前

主要处理方法

分娩预约时和主治医生相谈

妊娠、分娩对治疗方法有影响

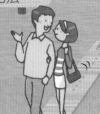

注意点

进行手术、放射性碘治疗的人，停药1年内，避免妊娠

妊娠期间

主要处理方法

服用抗甲状腺药
妊娠中可服用丙硫氧嘧啶

服用甲状腺激素药
可以继续服用（对胎儿无影响）

注意点

担心疾病的恶化而中止妊娠，反而可能会加重症状

巴塞多氏病的患者因为妊娠症状可能会减轻，但不是治疗疾病的效果（禁止中止服药）

啊，在动！

♪

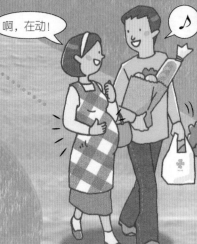

即使患甲状腺疾病，妊娠、分娩、育儿也不需要过度紧张

◯ 分娩后、哺乳时可能出现的情况

巴塞多氏病的患者，因为分娩后1~6个月容易出现复发或一过性的变化，最好进行定期的诊查。即便母亲是巴塞多氏病，TSH受体抗体（TRAb）过度升高后，虽然新生儿也会出现甲状腺功能亢进，但大多是一过性的现象，所以不用担心。

下面介绍有关不同药物在乳汁中分泌的情况。

用母乳喂养孩子，对母亲来说是理所应当的事情。治疗甲状腺功能亢进症而使用抗甲状腺药品期间，他巴唑（商品名：甲巯咪唑）的使用量控制在最小限度，即使哺乳也没有问题，但是会有需要大量使用他巴唑的时候，因为他巴唑会在乳汁内分泌，如果用量多时，对婴儿会有影响。

而哺乳中使用丙基硫氧嘧啶是明智的选择。因为治疗效果等原因不能更换他巴唑的情况也存在，如果是这样的话，也就只能选择人工喂养，最好要向主治医生仔细询问应注意的事。

甲状腺功能低下症时使用的补充甲状腺激素类药，如左旋甲状腺素钠片剂（商品名：优甲乐）、补充三碘甲状腺原氨酸的药（商品名：碘塞罗宁钠片剂），不会出现在乳汁中，所以持续口服药物的同时也可以安心哺乳。

分娩后、哺乳时的处理方法和注意点

基本要定期接受诊查、治疗，确认疾病的状态

主要处理方法

新生儿克汀病的检查

出生后必须立刻进行检查

对哺乳没有影响的药

丙硫氧嘧啶（抗甲状腺药）

口服甲巯咪唑（抗甲状腺药）

使用量多的时候，更换其他药物（经过乳汁对新生儿有影响）

服用甲状腺激素药

可以继续服用（对新生儿无影响）

注 意 点

巴塞多氏病患者进行身体检查

分娩后立刻进行检查

新生儿的甲状腺功能亢进

母体的 TSH 受体抗体（TRAb）过度升高，引起一过性升高，不用担心

定期检查、就诊是不可缺少的

分娩后 1~6 个月容易出现复发或一过性的变化

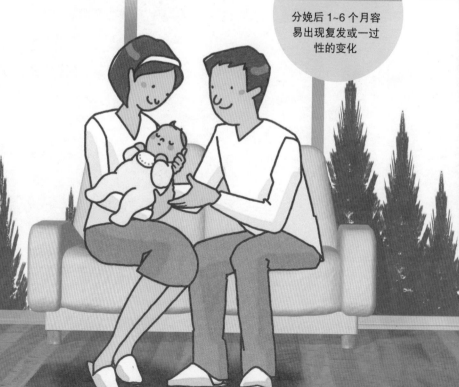

137

每天的生活由自己管理

记住要饮食均衡

即使是患甲状腺疾病，也没有特别需要忌口的食物。

但要注意，卷心菜、西蓝花、菜花、萝卜等十字花科的蔬菜中含有阻碍甲状腺激素合成的致甲状腺肿因子，正常程度的饮食是可以的，但不要食用过多。

甲状腺激素功能亢进状态的巴塞多氏病患者，代谢异常增高，能量逐渐被消耗，为了补充能量食欲大增，即使大量饮食，也追不上代谢速度，而出现体重减轻。因此，营养均衡，有规律的、一日三餐的饮食是非常重要的。最好改正不吃早餐、中午快餐等不良的饮食习惯。

而甲状腺功能低下的患者，稍微吃一些就超出应摄入的能量导致体重增加。虽然没有必要极端地限制摄取能量，但是最好有控制摄取量的意识。

有关饮酒没有特别的问题。不过，甲状腺功能亢进的人如果过多饮酒或食用辣椒等刺激性食物，会引起心悸加重的情况，所以不要过多摄取此类食物。

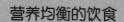

营养均衡的饮食

四大营养素均衡的摄取

碳水化合物

米饭、面包等

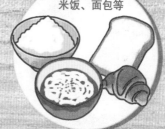

蛋白质

肉、鱼、大豆等

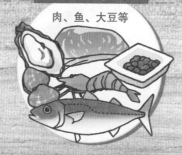

维生素、镁离子

蔬菜、水果等

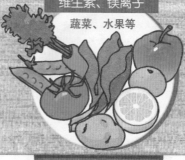

食物纤维

蔬菜、蘑菇、海藻等

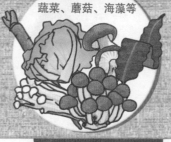

注意不要过多摄取的食品

甲状腺功能亢进症的时候	甲状腺功能低下症的时候
·辣椒 ·酒	·卷心菜、西蓝花等十字花科蔬菜 ·纳豆等大豆食品 ·零食 ·碳酸饮料 ·咖啡因饮料

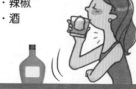

碘的摄取不需要特别的强求

甲状腺疾病的患者中，大多数都很注意碘的摄取量，但是不需要特别的强求。

第1章已经说明碘是甲状腺激素的原料（8页）。甲状腺激素在新陈代谢、儿童发育、促进成长等方面有着重要的作用，成为原料的碘是身体内不可缺少的矿物质。因为人体内不能生成碘，所以需要从海带、昆布等含碘量多的食物中摄取。

日本人有经常食用含碘食物的习惯，如果正常的饮食，是不需要担心碘不足的情况。

另一方面，当甲状腺激素分泌过多引起巴塞多氏病时，有很多患者会认为应该控制碘的摄取。但是亦有确切的病例显示，有些巴塞多氏病的患者即使摄取含碘量高的食物，症状也不会加重；甲状腺功能低下者摄取碘过多后，也会出现甲状腺的功能低下。

因此，有关碘的摄取量，没有必要特别的强求，只是在进行放射性碘摄取率检查的时候，为了不妨碍放射性碘的摄取，需要在1周前左右开始限制碘的摄取。

饮食中碘的摄取量和激素的关系

碘是身体内不可缺少的矿物质，摄取量是0.2毫克/日

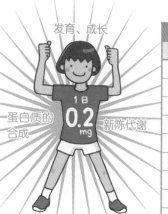

发育、成长

蛋白质的合成

新陈代谢

一餐大约摄取的碘含量	
一餐的摄取量	含碘量
煮昆布	10~20 毫克
昆布卷	6~20 毫克
山药昆布	9 毫克
昆布调料	1~3 毫克
碘鸡蛋	0.4~0.7 毫克
羊栖菜	1.5~2 毫克
海带物	0.08~0.15 毫克
海苔 1/2 张	0.06 毫克
植物胶	0.18 毫克

体内不生成碘，因此需要从食物中摄取，因此……

甲状腺功能亢进症的时候

甲状腺功能低下症的时候

虽然喜欢昆布，但是不注意，摄取过多后……

大量地摄取碘，也许可以恢复健康的甲状腺……

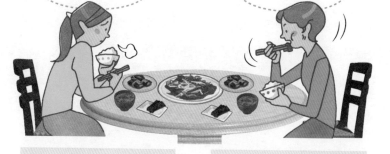

有些患者即使碘过多摄取，也不会加重症状

即使摄取再多的碘，症状也不会改善

一边观察身体状况一边逐渐增加运动量

即使患甲状腺疾病，也没有必要安静休息。反而，最好是在日常生活中积极地锻炼身体。不过，必须注意有关运动的方法和强度。

对于甲状腺功能亢进的巴塞多氏病患者，当甲状腺功能还没有在正常程度、出现代谢亢进的状态下，即使正常的生活，与正常人相比也需要消耗更多的能量。如果这个状态下进行运动，容易给身体带来过多的负担，所以还是应尽量控制运动。

甲状腺功能恢复正常，持续抗甲状腺药治疗，保持正常的状态后，才可以开始进行运动。但是，这个阶段日常生活中，做一些如散步、简单的伸展运动等程度轻的运动就可以。

甲状腺功能状态稳定时，才可以重新开始体育运动。巴塞多氏病的程度和治疗过程的不同，开始时间也不同，一般认为是在病情稳定3~6个月后。如果可以维持正常的甲状腺功能，完全可以享受自己喜欢的运动。

对于桥本氏病等甲状腺功能低下的患者，如果治疗显效，甲状腺功能几乎恢复正常，则日常生活没有任何限制，也可以进行运动。只不过，为了减轻身体的负担，最好从轻松的运动开始，慢慢增加运动量。

恢复运动的标准

开始服用
甲状腺药

1~2个月

1
控制日常动作以
外的运动

2
按照主治医生的
指示，可以进行
轻松的运动

1~2个月

血液中甲状
腺激素的浓
度达正常范
围内

3

血液中甲状
腺激素的浓
度、TSH
值稳定化

3~6个月

**最好避免的
运动**

甲状腺功能亢进时，避免滑雪、
游泳、网球等刺激性强的运动

每个人有个体差异，再次开始运动
需在 3~6 个月后。按照主治医生的
指示，慢慢地重新开始运动

143

掌握每天的生活节奏

当患有甲状腺疾病，甲状腺功能异常后，容易破坏生活的节奏。巴塞多氏病患者常见的是，夜晚出现活动减缓，早上无法起床的状态；桥本氏病患者则是没有任何力气，身体乏力，经常有一睡睡一天的情况。

生活的节奏应该是饮食、睡眠、工作等每天各种事情都有规律地进行，可以说这是维持身体健康的基础。跟着我们的身体节奏，太阳升起时起床，夜晚睡觉。因此，早上在规定的时间起床，晚上在规定的时间睡觉，一日三餐尽可能在规定时间进行，掌握好的生活模式是很重要的。

早上自然睡醒是最好的睡眠质量，下面介绍好的睡眠质量的要领。

①适度的运动

适度的让身体疲劳，可以深度睡眠。不用特别进行运动，周边的散步、购物时步行等日常生活中适度地活动身体就足够了。

②短时间午觉

20~30分钟短时间的午觉对缓解紧张、疲劳有一定效果，可以提高夜晚的睡眠质量。

③睡前喝热牛奶

要养成规定的时间上床睡觉的习惯。建议睡前喝热牛奶，对帮助睡眠有一定效果，喝一些甘菊、薄荷等冲泡的有镇静作用的花茶也可以。

养成良好、有规则的生活习惯

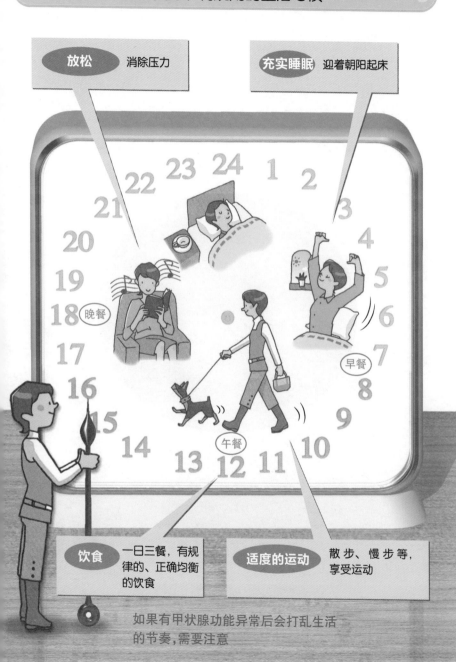

放松 消除压力

充实睡眠 迎着朝阳起床

晚餐

早餐

午餐

饮食 一日三餐，有规律的、正确均衡的饮食

适度的运动 散步、慢步等，享受运动

如果有甲状腺功能异常后会打乱生活的节奏，需要注意

不管怎么都不能有精神压力

压力、消极是绝对没有一点好处的，不只是对甲状腺疾病。

压力是日常生活中不知不觉蓄积的东西，对自己疾病的不安疑问，也是产生压力的原因。

首先要慢慢培养豁达的心情，把压力转为"疾病一定能治好"这种积极向上的心态，精神症状可能会减轻。同时，适当处理日常生活中小的压力，将小的压力扼杀在萌芽之中。

为了消除压力，重要的是创造精神上、肉体上可以放松的环境。如何放松心情，每个人都不一样，要领是寻找出最适合自己的放松方法，找到最佳状态。

对疾病的不安情绪不能自己承受，不论是多小的事情，都可以和主治医生相谈，积极地消除压力。

身体不舒服，家务、工作不能按自己的预期进展时，不要勉强自己，建议放松心情。

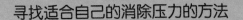

寻找适合自己的消除压力的方法

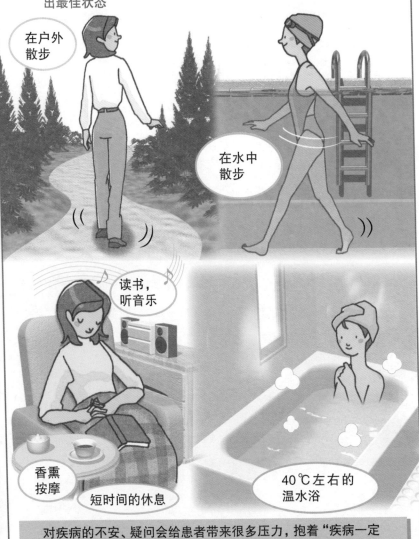

消除压力的要领是，选择最适合自己的缓解压力方法和找出最佳状态

在户外散步

在水中散步

读书，听音乐

香熏按摩

短时间的休息

40℃左右的温水浴

对疾病的不安、疑问会给患者带来很多压力，抱着"疾病一定可以治愈"的想法，积极治疗，找到适合自己的缓解压力的方法是很重要的

注意不要患其他疾病

甲状腺疾病的治疗需要长期进行，这期间可能会出现患其他疾病，或口服治疗其他疾病的药物的情况。

患者中会有这样想法的人，"因为口服感冒药，所以要停止服用甲状腺激素类药……"，其实，即使需要口服其他药物，也不能停止服用甲状腺激素类药。

甲状腺激素本来就是身体内生成的物质，与其他药物一起服用，基本上是没有害处的。

但是，治疗贫血的药或胃肠疾病的药中，有些会妨碍甲状腺激素的吸收，需要特别注意。如果相隔8小时以上就没有问题，如早上口服贫血药，晚上口服甲状腺激素类药，不过最好是和医生相谈后开始服用。

另外麻醉药的副作用会加快脉搏速度，甲状腺异常状态时，避免使用麻醉药。拔牙等需要麻醉的时候，最好事先确认甲状腺功能是否正常。

若自行从药店购药的时候，服用前最好和医生或药剂师进行相谈，确认服用的注意点。

患其他疾病的时候的注意点

甲状腺功能异常后，全身的脏器承受负担重，免疫力低下，身体状况紊乱

拔牙时，麻醉药会加快脉搏

血压升高，尿中含糖

注意事项

受甲状腺激素药影响的主要药物

对象和疾病	药品名（成分名）
胃溃疡、胃炎等	硫糖铝　Polaprezinc
	氢氧化铝凝胶　氢氧化镁
血脂异常症	消胆胺　考来替兰
缺铁性贫血	硫酸铁　富马酸亚铁
心肌梗死等血栓疾病	华法林钾
心功能不全、缺血性心脏疾病等	地高辛　洋地黄毒苷（洋地黄类）
癫痫等	苯妥英钠
糖尿病等眼底检查用的瞳孔扩张药	盐酸肾上腺素　盐酸去甲肾上腺素

不论如何，患有其他疾病的时候，服药前和医生相谈是很重要的

定期复诊和按时服药

疾病的过程各不相同，如果甲状腺的疾病进行适当的治疗，是可以缓解或治愈的。但是，在治疗过程中，即便检测到甲状腺功能恢复正常，也不可以擅自停止口服治疗药。

即使治疗结束后，也需要定期检查症状。只要有甲状腺的存在，是不可能做到完全的预防复发。为了可以早期发现复发，听从医生的指示，定期检查是不可缺少的。

接受检查的频率根据疾病的类型和恢复程度有所不同，治疗结束后，最好半年至1年进行一次检查。

还有每天按时服用规定的药物，重要性已经不需要重复。如果出现忘记的情况，下一次还是按照规定的量口服药物就没有问题。有些人会在下一次把忘记的药量一起服用，即使这样也不会增加药效，所以不要这样口服药物。尽量不要忘记口服药物，要养成服药的好习惯。

最不能做的是在症状好转的时候擅自停止口服药物。如桥本氏病患者使用甲状腺激素类药后有很好的效果，而口服后的药物会在体内停留1~2周，停药后还会有一些持续效果，但此时如果擅自停药，会再次恢复到原来疾病的状态。

做好每天的健康管理，才可以一步一步走向健康。

合理处理疾病的自我管理心得

甲状腺疾病的治疗大多是通过适当的治疗和自我管理缓解

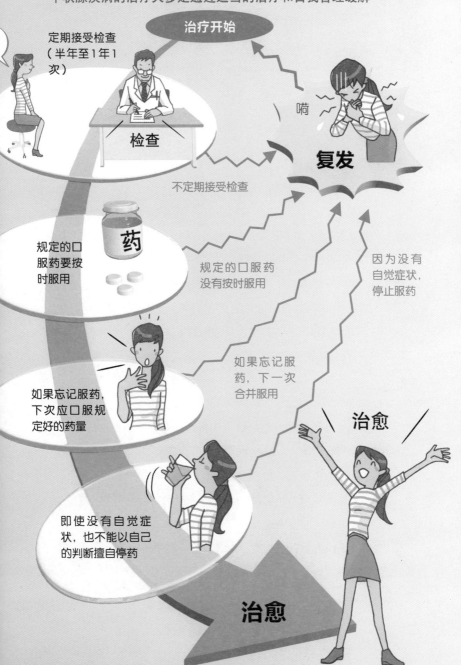

附录
医学名词解释

●激素

体温、血压等身体内环境需要经常保持一定的平衡（内稳态）。起维持内稳态主要作用的是激素。

生成激素，分泌细胞聚集成团的组织称为内分泌腺。内分泌腺中，有下丘脑（释放促甲状腺激素释放激素等）、垂体（释放促甲状腺激素等）、甲状腺（释放甲状腺激素）、甲状旁腺（释放甲状旁腺激素）、肾上腺（释放肾上腺素等）、胰腺内的胰岛（释放胰岛素等）、卵巢（释放雌性激素）、睾丸（释放雄性激素等）等。

除了内分泌腺以外，肝脏（释放血管紧张肽原）、胃（释放胃泌激素）、小肠（释放肠促胰液素）也分泌激素。

●糖尿病

血糖值（血液中的葡萄糖浓度）慢性增高，进展加重后合并神经损伤、视网膜损伤、肾脏病等的一种代谢病。

糖尿病分为1型和2型两大类，大多数成年人多发2型糖尿病。2型糖尿病的主要原因是肥胖，多食，不规则的、营养均衡缺失的饮食，运动不足，过度压力等。

初期几乎没有症状，加重后出现口渴、尿频、容易劳累等症状，如果置之不理，容易造成动脉硬化、脑梗死、冠心病、心肌梗死等危害生命的疾病，危险性很高。

●狂躁症

美国精神医学学会的"精神疾病的诊断·统计手册第 4 版（DSM–IV）"将其归类于双相障碍。

19 世纪末，包括单纯的抑郁状态、心情不正常变化状态称为抑郁症。近几年随着精神医学的确立和日渐成熟，现在 DSM 精神疾病的诊断、鉴别手册已经在世界上普及，而狂躁症是指烦躁状态和抑郁状态两种极端的心情出现的状态。

●更年期障碍

更年期多指闭经前后的时期，一般在 50 岁前后 5 年左右，月经紊乱同时伴有不舒适症状。

症状是从头疼、潮热、多汗、月经紊乱、不寐等身体症状，到无力、倦怠感等精神症状，特点是这些症状可以合并出现，与日积月累出现的症状不同。

更年期障碍出现的原因是，闭经前卵巢功能低下，雌激素分泌急剧减少，导致激素平衡紊乱。

●PET

正电子发射体层成像的英文简称，是比较先进的临床检查影像技术。

将某种物质，一般是生物生命代谢中必需的物质（如葡萄糖、蛋白质、核酸、脂肪酸等）标记上短寿命的放射性核素（如 ^{18}F，^{11}C 等），注入人体后，通过对于该物质在代谢中的聚集，来反映生命代谢活动的情况，从而达到诊断的目的。

现在主要用其通过查看体内糖代谢（物质是氟代脱氧葡萄糖，简称FDG），高代谢的恶性肿瘤组织中葡萄糖代谢旺盛，聚集较多，在癌症早期诊断有效。

●受体

受体可以是很多种物质（如激素、神经递质、药物等），存在胞膜上或胞内，能识别一些特别的信号，必能把信号正确无误地放大并传递到细胞内部，引起一些变化。

受体就像又复杂结果的立体构造，如果被传递的信号是"钥匙"，那么受体大多是"钥匙孔"。

●缓解

疾病在治疗的过程中，还有完全治好、类似于"治愈状态"及有治愈的可能性等不同状态。缓解不等于治愈，还是有复发的风险的。

●AST

天门冬氨酸氨基转移酶的英文简称，是体内生成氨基酸时必要的酶之一，以前称为GOT，多存在于肝脏、心脏、骨骼肌等。

肝损伤、心肌梗死等细胞被破坏，AST被释放到血液中。通过血液检查，可以通过AST数值得知脏器的细胞是否出现异常。

另外，通过AST和ALT的值的比率，可以推测肝病的种类。ALT比AST高的时候，怀疑慢性肝炎、药物性肝损伤、脂肪肝等；反之AST高于ALT的时候，则怀疑是酒精性肝损伤、肝硬化、肝癌等。

●ALT

丙氨酸氨基转移酶的英文简称，和 AST 同样参与氨基酸代谢，以前称为 GPT。

因为多存在于肝脏内，肝细胞被破坏时，血液检查显示高值，因此用于肝脏疾病的诊断。还有 ALT 比 AST 在血液中消失需要更多的时间，利用这个差值，可推测肝病的种类。

●弥漫性

不能明确病变范围的广泛程度，与"弥漫性"相对性的医学用语是"局限性"。

●血脂异常症

血液中存在胆固醇、中性脂肪（甘油三酯）、磷脂质等脂肪。这些脂肪中低密度脂蛋白（LDL）、高密度脂蛋白（HDL）、胆固醇等脂蛋白的形状存在于血液中。如果超过标准值就称为血脂异常症（以前也称高脂血症）。

血脂异常症有高低密度脂蛋白血症（低密度脂蛋白值在 140 毫克 / 分升以上），低高密度脂蛋白血症（高密度脂蛋白值未满 40 毫克 / 分升），高甘油三酯血症（中性脂肪值在 150 毫克 / 分升以上）3 种类型。

该病平时没有自觉症状，多在健康诊断时发现。原因大多是饮食过多、营养不均衡、运动不足等不良生活习惯。而长期的血脂异常也会连续引发糖尿病、肥胖、甲状腺功能低下症、慢性肾不全、肾病综合征等。

●高低密度脂蛋白血症

血脂异常症中低密度脂蛋白值持续增高，会引起及加重动脉硬化（血管变硬、动脉狭窄闭塞）、脑梗死、冠心病、心肌梗死等，提高了危及生命的重症疾病发病的风险。

●扁桃体炎

扁桃体有预防免疫的作用，防止从口鼻进入的病毒和细菌等病原体的感染。感冒、咽干、过劳、压力大等引起免疫力低下后，病原体引起扁桃体感染会引发炎症。

常见腭扁桃炎，扁桃出现炎症红肿。因此，有咽喉疼痛，食物吞咽及喝水时出现疼痛症状。其他还出现高热、倦怠、发冷、关节痛等全身症状。

●血沉检查

红细胞沉降率检查的简称，检查的是红细胞相互结合下沉（沉降）的速度。

红细胞的沉降速度受血液凝固成分（血液凝固因子）纤维蛋白原、蛋白、球蛋白等蛋白质的影响，速度加快（亢进）或减慢（延迟）。

通过血沉检查，可以得知组织炎症的进展程度，与什么疾病关系较大。血沉加快的时候，根据速度把炎症的程度分为明显亢进、高度亢进、亢进。

"明显亢进"考虑是多发性骨髓肿瘤，"高度亢进"考虑类风湿性关节炎、系统性红斑狼疮、肺结核活动期、自身免疫性溶血性贫血，而"亢进"考虑急慢性感染、恶性肿瘤（癌症）、心肌梗死、肝硬化、白血病等。

●甲状腺自主高功能腺瘤

和巴塞多氏病一样是甲状腺功能亢进症的一种。巴塞多氏病是自身免疫性疾病，而甲状腺自主高功能腺瘤与自身免疫性无关系，是甲状腺出现结节（肿块）的疾病。

通常，甲状腺激素是依赖垂体分泌促甲状腺激素（TSH）作用而来，而甲状腺自主高功能腺瘤与 TSH 的刺激无关系，不过产生分泌甲状腺激素，也就是和甲状腺功能亢进一样的状态，症状与巴塞多氏病一样，程度相对较轻。

因为对巴塞多氏病有效的抗甲状腺药物对甲状腺自主高功能腺瘤的治疗没有效果，所以应进行去除结节的手术治疗。除了手术以外，结节处注入乙醇（医用酒精），破坏肿瘤的乙醇注入疗法因为治疗效果高，对身体的伤害少，即使结节很小的时候，也主张使用。

● 直线加速器放射线照射装置

此装置是利用高能量 X 线照射患部，进行治疗肿瘤的装置，也是现在世界中最广泛使用的放射线治疗装置。

X 线照射治疗与 X 线诊断装置一样，不同的是直线加速器射出的能量是诊断用的 X 线装置的 10~1 000 倍不等。因此，X 线可以到达身体的深部起到很高的治疗效果。

现在，配合 CT 模拟器、治疗计划计算机等，可以准确地用 X 线照射病变部位，进行三次元放射线治疗。

● DNA

全部细胞核内都存在的物质是染色体，而构成染色体的是 DNA（脱氧核糖核酸 / 基因）。

DNA 由 2 条不重叠的线构成，碱基有腺嘌呤、胸腺嘧啶、鸟嘌呤、胞嘧啶 4 个种类，因为每个人的排列、DNA 长短都不一样，DNA 有从父母继承的基因信息，所有的细胞都由遗传信息决定，所以经常利用在亲属鉴定和犯罪搜查等工作中。